两分钟教你学会
能防病的
简单小动作

主编　成向东

北京市鼓楼中医医院康复科 主任医师

中国纺织出版社有限公司

图书在版编目（CIP）数据

两分钟教你学会能防病的简单小动作 / 成向东主编
. -- 北京：中国纺织出版社有限公司，2020.8

ISBN 978-7-5180-7192-0

Ⅰ．①两… Ⅱ．①成… Ⅲ．①养生(中医)－基本知识
Ⅳ．①R212

中国版本图书馆 CIP 数据核字（2020）第 033418 号

主　　编　成向东
副 主 编　胡　雪
编 委 会　成向东　胡　雪　石艳芳　张　伟　石　沛　赵永利
　　　　　杨　丹　余　梅　熊　珊　李　迪

责任编辑：傅保娣　　责任校对：寇晨晨　　责任印制：王艳丽

中国纺织出版社有限公司出版发行
地址：北京市朝阳区百子湾东里 A407 号楼　邮政编码：100124
销售电话：010 － 67004422　传真：010 － 87155801
http://www.c-textilep.com
中国纺织出版社天猫旗舰店
官方微博 http://weibo.com/2119887771
北京通天印刷有限责任公司印刷　各地新华书店经销
2020 年 8 月第 1 版第 1 次印刷
开本：710×1000　1/16　印张：8
字数：73 千字　定价：45.00 元

凡购本书，如有缺页、倒页、脱页，由本社图书营销中心调换

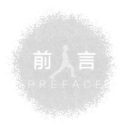

前言 PREFACE

生命在于运动。运动锻炼不仅能够强身健体，还能改善身体的各种不适。但如今人们的生活节奏越来越快，许多人难以抽身去锻炼身体。医学研究表明，人体如果长时间不活动，身体各方面的功能就会减弱，亚健康和疾病就会悄然找上门。

其实，锻炼身体不一定要花费太多时间，也不一定要花大量钱去健身。日常生活中不经意间做一些小动作，就有很好的健身防病功效。例如，打电话时耸耸肩，就能舒展肩关节；洗脸时做做毛巾操，就能使全身气血得以舒展；在办公室动一动手腕，就能预防"鼠标手"；睡前做做安神操，就能轻松催眠；练练老祖宗传给我们的"五禽戏"，就能够强健脏腑，百病不侵……这些简单的小动作，坚持做下去，可以让你拥有强健的体魄，从而抵御病痛侵扰。

本书根据当今人们的生活特征，精心总结了一系列适合在不同场所做的养生保健小动作，内容包括：居家保养小动作、强五脏小动作、从头到脚小动作、减压排毒小动作、家庭成员动作"套餐"、中医传统养生操等，旨在让您和家人的健康得到无微不至的呵护。

书中小动作简单有效，方便易学，人人都能学得会、用得上。无论是走路、乘车，还是在办公室或家中，不经意间花几分钟时间动动手、踢踢腿，健康和快乐就一定会属于您！

成向东

2020 年 2 月

日常 *8* 个小动作，
不用去跑健身房

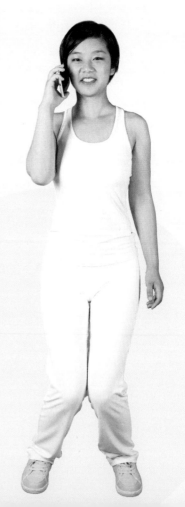

刷牙时"金鸡独立"

强健筋骨

刷牙时左脚直立，右脚抬起，脚心紧贴左腿大腿内侧，右腿尽量向侧面打开，保持身体平衡，然后开始刷牙。刷牙刷到一半时，再换腿进行。

打电话时耸肩

舒展肩关节

打电话时，两脚分开与肩同宽，或站或坐，用力向上耸肩，再放松下垂，反复若干次。

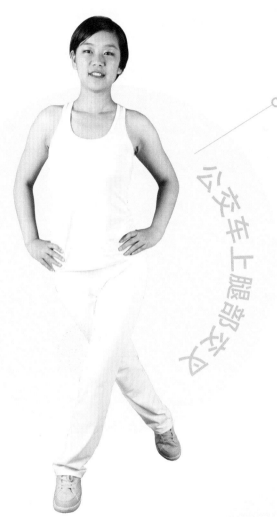

缓解腰部疼痛

立正站好，抬起右脚向后一小步，朝内侧与左脚交叉、轻压，维持 10 ~ 12 秒，再换另一条腿。

预防颈椎病

以头为笔，用意念调动头部，匀速写"米"字。笔画顺序为先横后竖，左上点，右上点，左撇右捺。

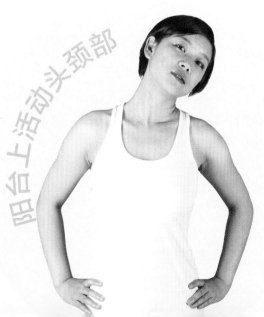

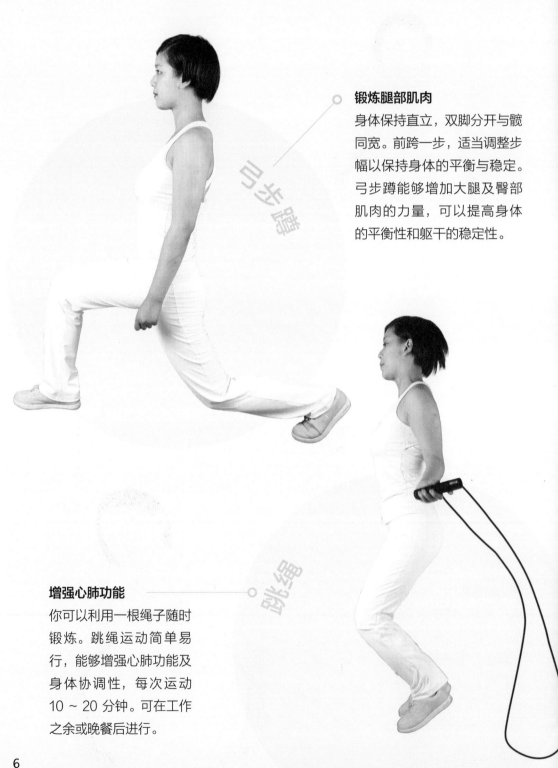

锻炼腿部肌肉

身体保持直立，双脚分开与髋
同宽。前跨一步，适当调整步
幅以保持身体的平衡与稳定。
弓步蹲能够增加大腿及臀部
肌肉的力量，可以提高身体
的平衡性和躯干的稳定性。

弓步蹲

跳绳

增强心肺功能

你可以利用一根绳子随时
锻炼。跳绳运动简单易
行，能够增强心肺功能及
身体协调性，每次运动
10 ～ 20 分钟。可在工作
之余或晚餐后进行。

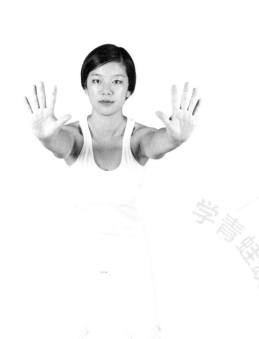

学青蛙跳跃

练腹肌

下蹲，气运于腹，做腹式呼吸3 次后，两手向前伸，学小青蛙蹦跳 5 ~ 10 次。久练则腰细腹小，气血运行流畅。

促进血液循环

即使你懒得下床，也是有办法的。在床上做仰卧起坐，能够防止腰背疼痛，预防腹部下垂。这个动作很简单，人仰卧在床上，屈膝，大小腿屈曲约 60°，双手交叉抱在胸前，上体抬起至肩部完全离床即可。10 次为一组，每次做 3 或 4 组为宜，每组间可休息 1 分钟。

床上做仰卧起坐

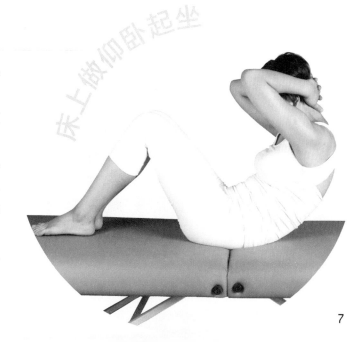

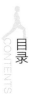

第1章　随时随地小动作
缓解疲劳，从早到晚都轻松

第2章

拍拍打打强五脏
每天几分钟，五脏坚实不生病

**第3章　从头到脚动一动
让全身焕发健康活力**

6 个足部动作　护好人的"第二心脏"

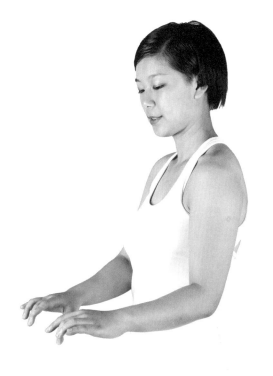

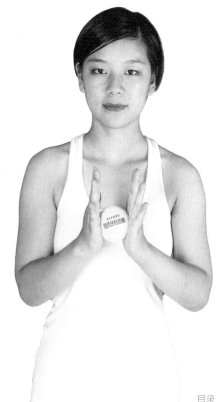

简单排毒减压操
省钱又轻松

第5章 为家庭成员定制运动套餐 男女老少都康泰

第6章 简单的中医养生操
养好精气神防百病

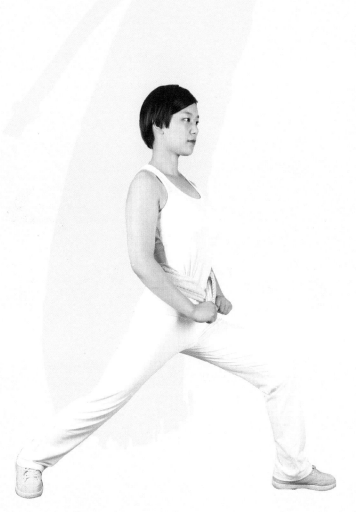

第 1 章

随时随地小动作

缓解疲劳，从早到晚都轻松

晨起小动作
一日之计在于晨

每个早晨都代表一个新的开始。当人们刚从睡梦中醒来时，整个大脑还处在"抑制"状态下，身体各器官的活力还处于最低点。做做小动作可使大脑由抑制状态转为兴奋状态，为一天的工作和学习做好准备。

疏经活血，减轻头昏

起床前转头屈脚踝

操作方法 ● ● ●

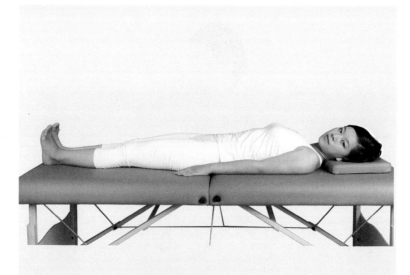

仰卧，头部向左右两侧转动 5 ~ 10 次，转头的同时随意屈伸脚踝关节。

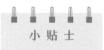

小 贴 士

长时间的睡眠使头部和颈部肌肉变得僵硬，使头部血液循环不畅，该动作可有效缓解上述症状。

功效　转头可加速头部血液循环；屈踝可活动下肢，舒展筋骨。

操作方法 ●●●

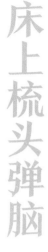

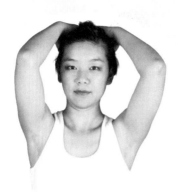

1　双腿盘膝坐在床上，用双手手指代替梳子梳头。先从前额梳到颈部，再从头两侧梳向头顶。

床上梳头弹脑

保护『诸阳之首』

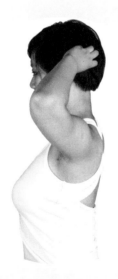

2　双腿盘膝坐在床上，双手掌心紧贴双耳，指尖朝后，用食指、中指、无名指轻轻弹击后脑。

小 贴 士

梳头、弹脑这两个动作，各做20次。

功效　头为诸阳之首，每天梳发、弹脑，有利于流通全身的阳经，调动人体的阳气，有健脑聪耳、明目散风的功效。

洗脸做做毛巾操

舒展全身

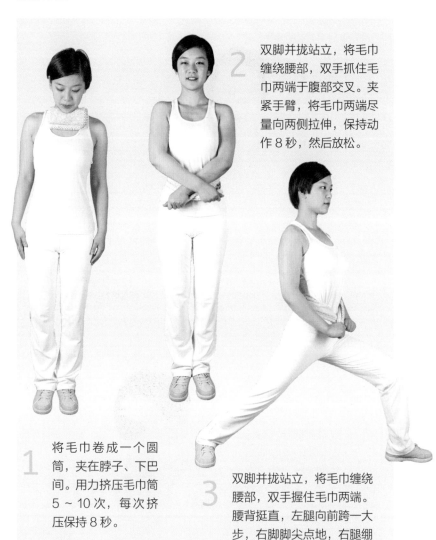

1 将毛巾卷成一个圆筒，夹在脖子、下巴间。用力挤压毛巾筒5~10次，每次挤压保持8秒。

2 双脚并拢站立，将毛巾缠绕腰部，双手抓住毛巾两端于腹部交叉。夹紧手臂，将毛巾两端尽量向两侧拉伸，保持动作8秒，然后放松。

3 双脚并拢站立，将毛巾缠绕腰部，双手握住毛巾两端。腰背挺直，左腿向前跨一大步，右脚脚尖点地，右腿绷直，成弓字形。将身体重心压向左腿，然后恢复原位。左右腿轮流做10次。

小贴士

刚接触毛巾操时，可选用较长的毛巾来完成整套动作，也可将普通毛巾对角相折、斜拉做操。

功效 通过对毛巾的拉扯增加力度，再配合不同的位置和拉扯的方向，利用手臂、背部和肩颈部的力量，带动颈、肩、腰等身体部位达到锻炼目的，从而使伸展运动的锻炼效果发挥到位。

操作方法 ● ●

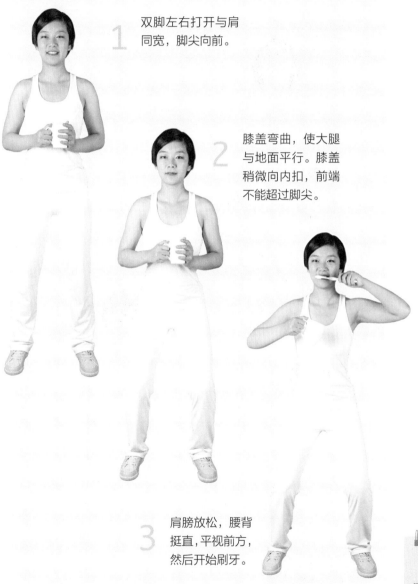

刷牙时蹲马步

『蹲』出健康来

1　双脚左右打开与肩同宽，脚尖向前。

2　膝盖弯曲，使大腿与地面平行。膝盖稍微向内扣，前端不能超过脚尖。

3　肩膀放松，腰背挺直，平视前方，然后开始刷牙。

小 贴 士

刷牙时蹲马步不仅能有效增强身体平衡，塑造手臂曲线，还可以锻炼腹肌。

功效　刷牙时蹲马步不仅能健腰固肾，使人精神健旺、脑力充足、动作灵敏，还能预防腰膝冷痛、眩晕健忘、精神萎靡不振等疾病。

公交车 你的移动健身房

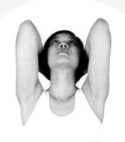

1 颈部伸展。坐姿，双手抱头，两肘向内夹，稍用力下压，使颈部前屈。然后颈部用力尽量后仰，做6次，每次1～2秒。

2 胸背伸展。坐姿，两臂屈肘前平举含胸低头。然后，两臂向侧后平行伸展，抬头挺胸，做8次。

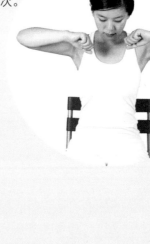

功效

调理颈肩、胸背、腿部气血，预防颈椎病、关节炎等。

小贴士

上述动作，每做完1步先静止1～2秒，调整身体平衡。

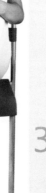

3 腿部伸展。坐姿，两腿屈膝放置胸前，然后两腿同时伸直，脚尖前伸，做10次，每次静止1～2秒。

（注：上述3个动作为模拟公交车运动场景）

操作方法 ● ●

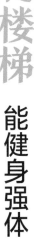

爬爬楼梯 能健身强体

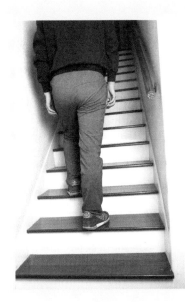

1 缓走。按照平常的步调一个台阶一个台阶地匀步往上走。

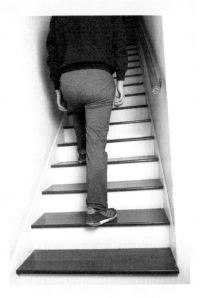

2 跨阶。登台阶时，根据自身状况跨 2 级或者 3 级台阶往上走。

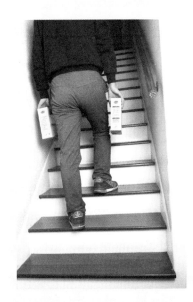

3 负重。手提 5 千克左右的东西爬楼梯。要双手平均分担 5 千克的重量来保持身体平衡。

功效

增大肺活量，强化呼吸系统的功能，有助于提高心肺功能。

小贴士

不建议拿体积过大的重物。

办公室小动作
活力工作一整天

在办公室，可以选择简单、轻松、短时间能够达到很好的放松效果的小动作。这些小动作也能够帮你预防或减轻酸痛症状。

一天有精神

工作前做做操

操作方法 ● ● ●

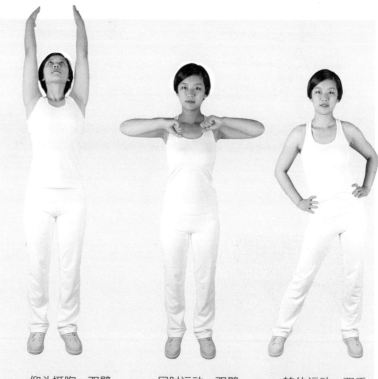

扫一扫，看视频

1 仰头挺胸。双臂上举仰头，挺胸吸气；动作还原呼气，反复6次。

2 屈肘运动。双臂平举吸气，屈肘呼气。重复6次。

3 转体运动。双手叉腰，向左、向右转体。左右交叉重复4 ～ 6次。

 功效

宣通肺气，活动肘关节，活跃周身气血，可以有效预防职业病。

操作方法 ●

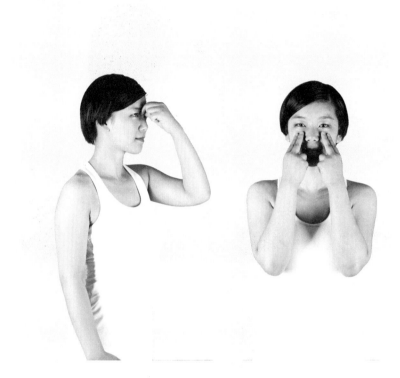

1 左手或右手的拇指和食指按住眼端与鼻根之间的凹陷部位（睛明穴），先下后上反复推压。

2 两手的食指和中指分别并拢，紧贴鼻翼两侧，拇指支撑下颚骨，中指收回，食指停留在原来位置，指腹轻揉四白穴。

扫一扫，看视频

小 贴 士

睛明穴位于面部，目内眦内上方眶内侧壁凹陷处；四白穴在面部，双眼平视时，瞳孔直下，当眶下孔凹陷处。

功效 通过按摩眼部周围穴位，使眼内气血通畅，改善神经营养，从而达到消除睫状肌紧张或痉挛的目的。

锻炼右脑

浏览网页时空抓左手

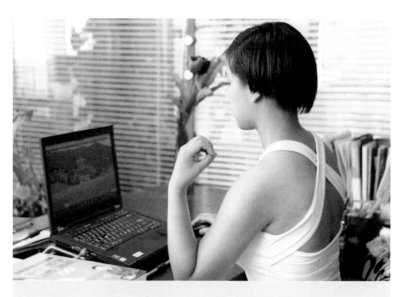

浏览网页时，左手先握拳，再用力伸开五指，好像在抓放东西。

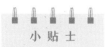

小 贴 士

每天早、中、晚各做 100 次。

功效 空抓手是调节全身的"发动机"，能直接维护心脑血管的流畅和保健，预防脑出血。

操作方法 ●●

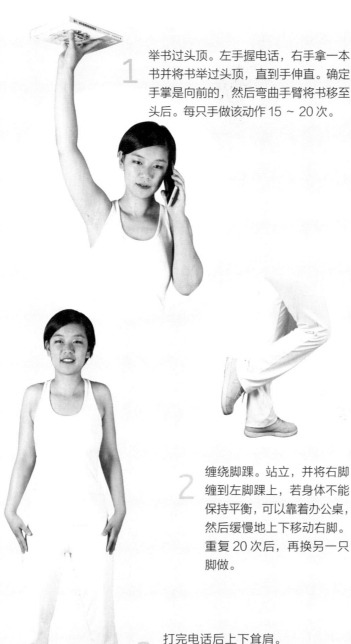

举书过头顶。左手握电话，右手拿一本书并将书举过头顶，直到手伸直。确定手掌是向前的，然后弯曲手臂将书移至头后。每只手做该动作 15 ~ 20 次。

1

2 缠绕脚踝。站立，并将右脚缠到左脚踝上，若身体不能保持平衡，可以靠着办公桌，然后缓慢地上下移动右脚。重复 20 次后，再换另一只脚做。

3 打完电话后上下耸肩。两脚分开与肩同宽，或坐或站，用力向上耸肩，再放松下垂，反复多次。

打电话时

君子动口也动手

功效

能够有效预防肩周炎、颈椎病等职业疾病。

小贴士

打电话时，除了动口之外，还可以利用打电话的时间活动肢体其他部位。

操作方法 ●●

三 个 小 动 作

赶跑午间『瞌睡虫』

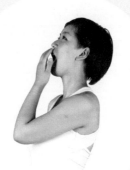

1 打哈欠助清醒。要想在午后快速进入工作状态，那就尽可能让自己打哈欠，这会帮助你的大脑快速清醒过来。

2 眨眼睛，保护视力。经常用电脑的人应每隔 20 分钟左右就起身眺望窗外的景物，坚持至少 20 秒，让眼睛得到充分休息。

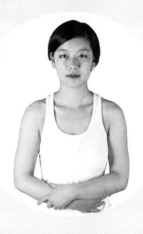

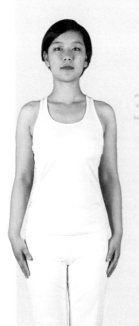

3 挺腰板，放松肌肉。尽量让自己在工作中随时挺直腰板，站立时，身体挺直；走路时，目视前方；坐在电脑前，上臂自然放直，前臂与上臂垂直或略向上 10°～20°，腕部与前臂保持同一水平，大腿与椅面成水平，小腿与大腿成 90°。

小 贴 士

上述动作能帮你有效调节心情，增强记忆力，赶跑"瞌睡虫"。

功效 打呵欠可以帮助大脑很快放松；眨眼睛是身体自身对眼睛的一种保护；挺腰板可以缓解肌肉酸痛。

操作方法 ●●

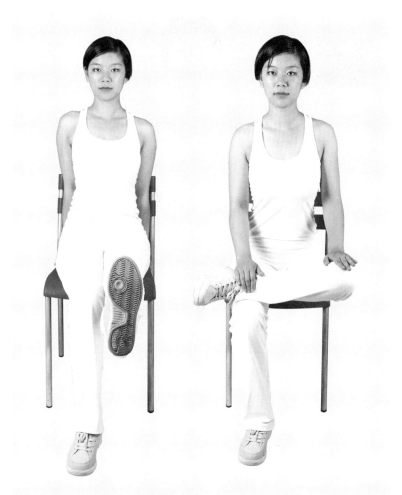

1　在椅子上端坐，双手紧挨臀部撑在椅子上，把左腿抬起，绷直，脚尖向上，脚后跟前伸，要始终绷紧腹肌。保持 3 ~ 5 秒。

2　弯曲左腿，将左脚外脚踝放在右膝上，脚面保持与小腿成直角，左手放在左腿膝盖上内侧，右手放在左脚脚后跟上，缓缓用力下压。

小 贴 士

左右腿轮换做上面的动作，做 3 ~ 5 次。

功效　锻炼腹部和腰腿，能够缓解膝关节和腰背疼痛。

午饭后腹部按摩

去油腻利肝脏

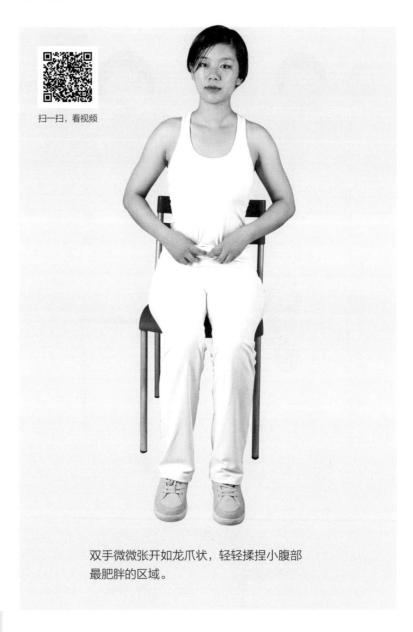

扫一扫，看视频

双手微微张开如龙爪状，轻轻揉捏小腹部最肥胖的区域。

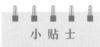

小贴士

揉捏右上方时若感到疼痛，代表肝脏功能不太好。

功效

脾、胃居于腹部中间偏左方；肝、胆位于腹部右上方。揉捏脾胃去肥肉，揉捏肝胆可以去脂肪。

操作方法 ● ●

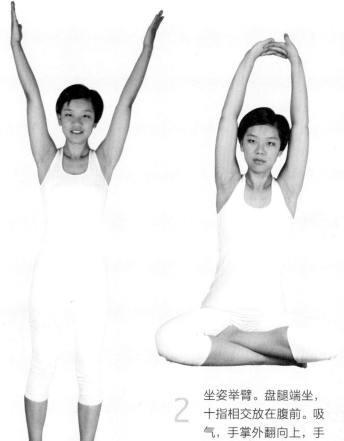

疲劳悄悄跑掉

下班后的减压瑜伽操

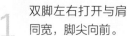
双脚左右打开与肩同宽，脚尖向前。

2 坐姿举臂。盘腿端坐，十指相交放在腹前。吸气，手掌外翻向上，手臂尽量向上伸展。吸气再呼气，逐渐回到初始姿势，反复10遍。

功效

舒展肩膀，调控情绪，扩展胸部，伸展髋部。

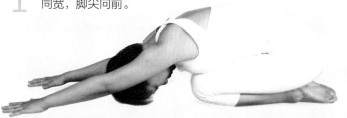
3 婴儿跪式。跪式，臀部坐在脚后跟上。吸气，慢慢向前俯身，双臂平放在地面，额头贴在地面，尽量舒展脊背，双手尽可能前伸，再保持3～5秒。呼气，回到原来的跪式。

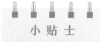
小贴士

下班后做以上3个动作，可以释放一天的工作压力。

居家小动作
让自己"折腾"一番

把健身融入日常家务中，是一种时尚的健身方式，它能增加日常身体活动量。如果在家务健身中注意调整呼吸、动作幅度，健身效果更佳。

促进机体平衡 做菜时抬抬腿

操作方法 ●●●

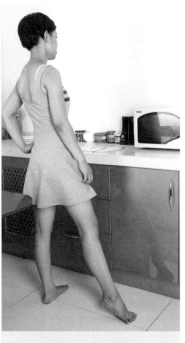

1　炒菜时，在厨房中单腿站立。

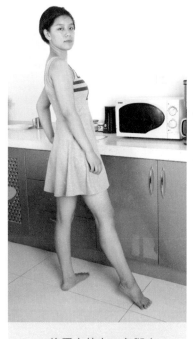

2　将重心放在一条腿上，另一条腿向外侧迈一步脚尖着地，向侧面提起，腿用力打直，保持15秒，换腿重做。

小贴士

站立后轻揉小腿部位，能够放松紧绷的小腿肌肉，以免将肌肉练硬。

功效　做菜时抬腿，能够减轻久站的疲劳，锻炼机体的平衡感。

操作方法 ● ·

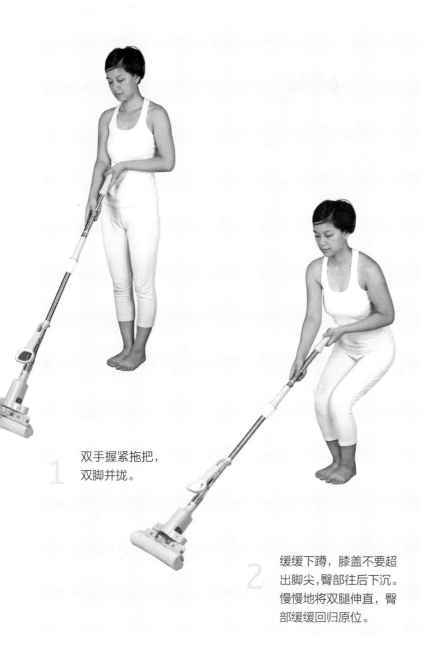

拖地时深蹲

提高心脏功能

1 双手握紧拖把，
双脚并拢。

2 缓缓下蹲，膝盖不要超
出脚尖，臀部往后下沉。
慢慢地将双腿伸直，臀
部缓缓回归原位。

功效 对腿部、后背肌肉有很大好处，也有助于提高心脏功能。

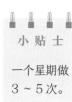

小 贴 士

一个星期做
3～5次。

看电视时动一动 消遣健身两不误

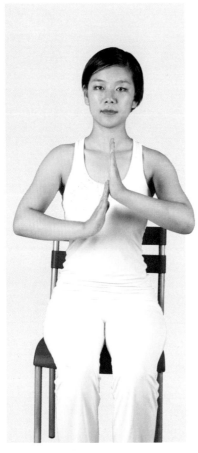

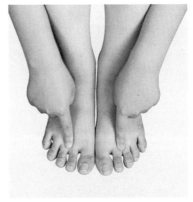

1 双手互推。坐直，双手合十互推，坚持 5 秒后放松，每次推 4 下。

2 手扳脚趾。看电视时，可反复将脚趾上扳或下扳，同时按摩二、三脚趾趾缝间的内庭穴。

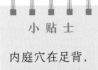

小 贴 士

内庭穴在足背，第2、第3趾间，趾蹼缘后方赤白肉际处。

互推双手，可以锻炼胸大肌；手扳脚趾，对于消化不良、便秘的患者，可以达到清泻胃火的目的。

操作方法 ●●

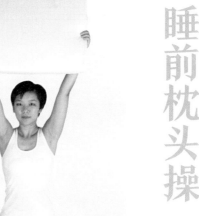

1　侧腰伸展。双腿盘坐，双手抓住枕头两边举起，高过头顶。吸气向上伸展，呼气腰弯向一侧，保持2次呼吸。

2　肩膀拉伸。跪位，双手在身体后侧抓住枕边。吸气时双臂向上抬高，保持2次呼吸。呼气，上身向一侧扭转，保持2次呼吸。吸气还原，相反一侧重复同样的动作。

3　双腿、背部伸展。坐位，双腿前伸，将枕头放在腿上。呼气时上身压向枕头，头侧向一边，保持5次呼吸。吸气时还原。

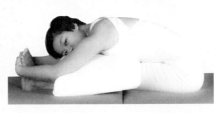

睡前枕头操

促进睡眠

功效　侧腰可伸展腰两侧肌肉，放松脊椎；拉伸肩膀可充分释放肩胛区域的紧张，达到使大脑瞬间放松的作用；双腿背部伸展可拉伸双腿及背部肌肉，很好地消除双腿压力，促进睡眠。

小贴士

不用去健身房，不需要专业的健身器械，善用枕头再配合各种小动作，也可以塑造出完美体态。

睡前安神操 和失眠说再见

操作方法 ● ● ●

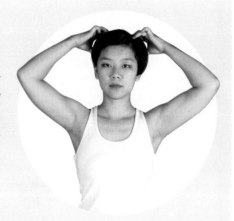

1 指端摩头。两手食指、中指、无名指弯曲成45°，用指甲端往返按摩头皮1~2分钟。

2 双掌搓耳。两手拇指紧贴耳前下端，自下而上，由前向后，用力搓摩双耳1~2分钟。

3 掌推双足。端坐床上，用右脚掌心搓摩左脚背所有部位，再用左脚掌心搓摩右脚背所有部位。然后用右手拇指搓摩左脚心，再用左手拇指搓摩右脚心，共1~2分钟。

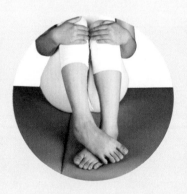

小贴士

按摩时要闭目，心绪保持宁静，舌尖轻抵上腭，肢体充分放松。

功效 指端摩头可加强供血，促进血液循环，加快入睡；双掌搓耳可疏通经脉、清热安神，有助于催眠；掌推双足可消除双脚疲劳、贯通气血经脉，宁心静气，帮助睡眠。

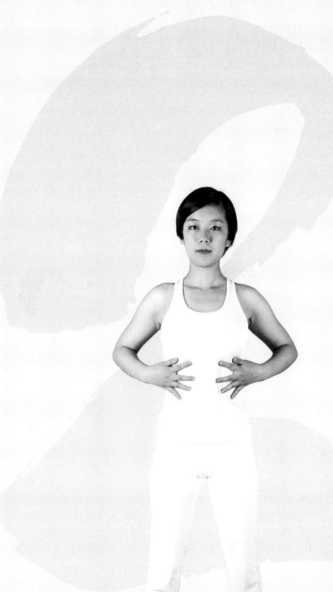

第 **2** 章

拍拍打打强五脏

每天几分钟，五脏坚实不生病

养心安神小动作
赶跑那偷心的"贼"

中医认为，人体是以五脏为中心的。《黄帝内经·素问》中说"心者，君主之官，神明出焉""主明则下安"，就是说心的功能正常则其他脏腑就会健康。平时做做小动作，可以养心安神。

推手搓臂

祛心火，除烦

操作方法 ● ●

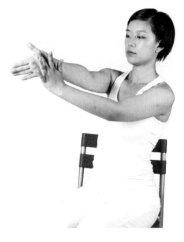

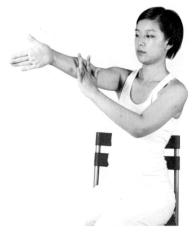

1 端坐位，两手伸直，掌心相对，平托于胸前，用左手中指从右手中指末端沿手掌中线推移，至肘窝中点，做15～20次。

2 用左手中指从右手小指尖端沿手掌靠身体侧一线推移至肘窝，做15～20次。换手，用右手推左手，方法同上，分别推15～20次。

小贴士

这套小动作还可以调理夏季失眠、烦躁、口腔溃疡、长疖肿等症状。

功效 具有清心、祛火、除烦的功效。

操作方法 ● ●

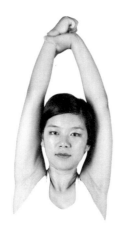

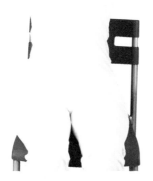

上举托物
让心脏气血充沛

端坐位，左手放在右手腕上，两手同时举过头顶，调匀呼吸。呼气时，双手用力上举，如托重物，吸气时放松，反复做10～15次。左右手交换，再做1遍，动作如前。

功效 上举托物可以疏通经络，有行气活血、呵护心神的功效。

夏季适当多吃养心的蔬果

夏季是一年中气温最高的季节，在夏季人的心气最容易损耗，所以夏季养生要重视养心神。夏季多吃一些养心的蔬菜、水果，可使心脏不受损伤。常见的养心蔬果有山楂、樱桃、西红柿、莴笋、苦瓜等。

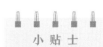

小贴士

常做这个动作，还可以活动上肢肌肉关节。

按摩内关穴
使心神安定

操作方法 ● ● ●

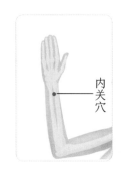

内关穴

用拇指的指端垂直按压内关穴3～5分钟。

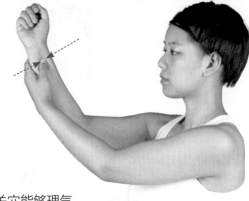

小贴士

内关穴在前臂前区，距腕横纹向上三指宽处。

功效 按摩内关穴能够理气镇痛，宁心安神。

点揉腋窝
防心肌梗死

操作方法 ● ●

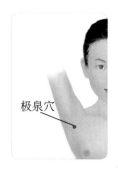

极泉穴

用拇指的指端垂直按压极泉穴3～5分钟。

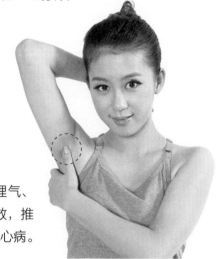

小贴士

极泉穴位于腋窝中央，腋动脉搏动处。

功效 极泉穴有宽胸理气、通经活络的功效，推拿该穴可预防冠心病。

操作方法 ● ●

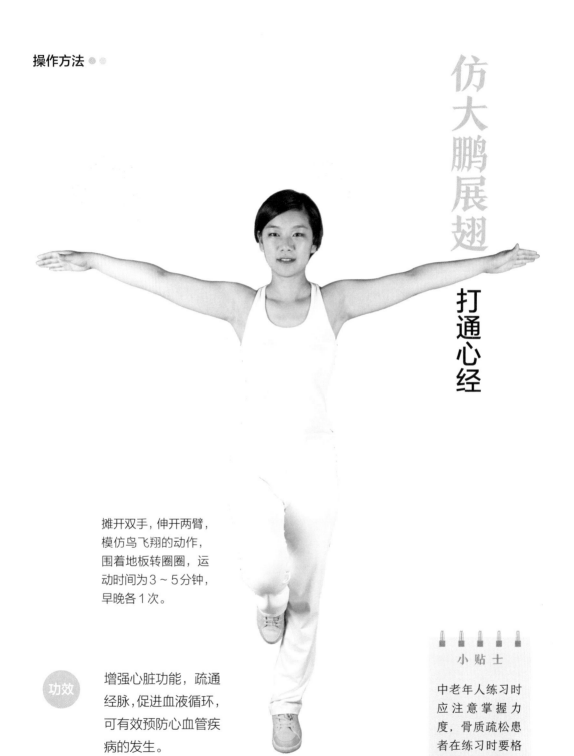

仿大鹏展翅

打通心经

摊开双手，伸开两臂，
模仿鸟飞翔的动作，
围着地板转圈圈，运
动时间为3~5分钟，
早晚各1次。

功效　增强心脏功能，疏通
经脉，促进血液循环，
可有效预防心血管疾
病的发生。

小贴士

中老年人练习时
应注意掌握力
度，骨质疏松患
者在练习时要格
外注意。

蜂鸣调息法

让心情变平和

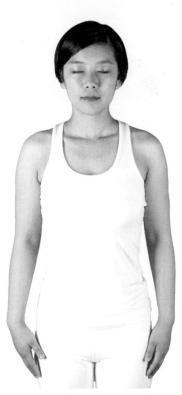

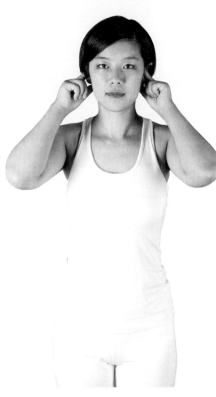

1 闭上双眼，让全身放松；通过两只鼻孔慢慢吸气，使胸腔蓄满气，屏气几秒钟。

2 将两手的食指轻轻推进两外耳道，塞住两耳，嘴巴继续紧闭，分开上下牙齿，然后慢慢呼气，产生一种蜂鸣般的"嗡嗡声"。

小 贴 士

呼气时应该缓慢而有节律，将意识完全集中于声音的振动上面。

 功效

蜂鸣调息法可以缓解紧张、焦虑和易怒的情绪，有利于降低血压，使心情变得平和。

养肝明目小动作
为肝脏解脂、分忧

中医认为，肝主疏泄。肝具有维持全身气机疏通畅达的作用。如果肝失疏泄，人的气机就会变得不畅；肝气郁结，就会出现胸闷、乳胀、乳房疼痛等。肝开窍于目，如果肝血不足，眼睛就会出现问题。常做养肝小动作，可以疏理肝气、濡养肝血。

操作方法 ● ● ●

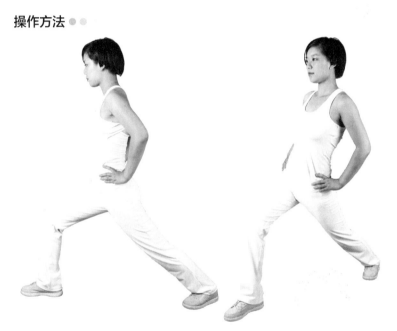

伸懒腰
行气活血，激发肝脏功能

1 前屈后伸。两腿开立，与肩同宽，双手叉腰，然后稳健地做腰部充分的前屈和后伸各 5 ~ 10 次。

2 转胯回旋。两腿开立，比肩稍宽，双手叉腰，调匀呼吸，以腰为中轴。胯先按顺时针方向做水平旋转运动，然后再按逆时针方向做同样的转动，速度由慢到快，旋转幅度由小到大，如此反复各做 10 ~ 15 次。

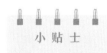

小 贴 士

伸懒腰可以促进肝脏生血功能、加快血液循环、还能使全身肌肉关节得到活动。

功效　有行气活血、疏通经络关节、振奋精神的功效，可以解乏、醒神、增气力、活肢节。

保肝指压法

给肝脏减减负

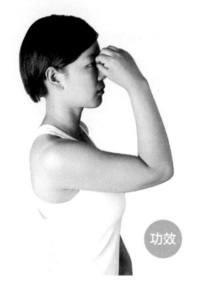

用拇指和食指分别按压内眼角和外眼角，左手按左眼，右手按右眼，连续按5 ~ 10次。

小贴士

中医认为，"肝开窍于目"，护理眼部，也可以养护肝脏。

功效

保肝指压法能够起到疏肝导气的作用，帮助消减怒气。

饭后静坐

养肝明目

操作方法 ● ● ●

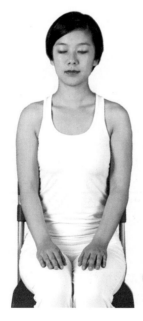

小贴士

如果肝脏处在供血量不足的情形中，它正常的新陈代谢活动就会受到影响，从而导致对肝脏不同程度的损害。所以，吃完饭后最好不要立刻运动。

吃完饭后静坐休息，闭目养神10 ~ 30分钟，再睡觉或运动，可以保养肝脏。

功效

保养肝脏，让眼睛变明亮，尤其适合有肝病的人。

操作方法 ● ● ●

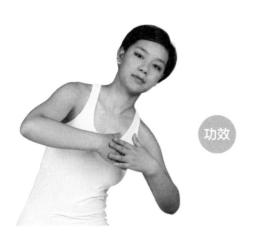

以左手拇指指腹按揉右太冲穴，以有酸胀感为宜，1分钟后再换右手拇指指腹按揉左太冲穴1分钟。

功效 有清肝泄热的作用，可以缓解肝火旺盛引起的口臭。

太冲穴 ——

按揉太冲穴

爱生气者的福音

小贴士

太冲穴位于足背侧，第1、第2跖骨结合部之前的凹陷处。

操作方法 ● ●

将两手交叉抱在胸前，先将左手放在外侧，身体慢慢左移，深吸气，然后缓慢吐气。同样的动作，换右手在上再做一次。

小贴士

熬夜族经常做这个动作，可以避免肝病的困扰。

怀抱式肝脏运动

强肝的高招

功效 促进肝脏的血液循环，改善肝细胞的营养代谢，有助于肝功能的恢复。

敲打大腿内侧
保养肝脏

操作方法 ● ● ●

一腿放在椅子上，一腿保持直立，用双手敲打、按摩放在椅子上的大腿内侧，然后换腿进行，双腿各敲打5～10分钟。

功效

中医认为，大腿内侧是足厥阴肝经的循行部位，所以经常按摩、敲打大腿内侧有养肝护肝的功效。

小贴士

晚上7～9点是敲打大腿内侧的黄金时间段。

按揉足三里
缓解醉酒伤肝

操作方法 ● ● ●

足三里穴

用拇指指端按揉足三里穴，一按一松，以有酸胀、发热感为度，连做36次，两侧交替进行。

小贴士

正坐，屈膝90°，手心对髌骨，手指朝向下，无名指指端下方与中指平行处即足三里穴。

功效

缓解醉酒后酒精对肝的伤害。

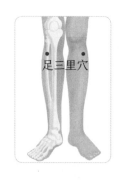

健脾益胃小动作
脾胃强健，消化好

中医认为，脾胃同为"气血生化之源"，是"后天之本"。脾胃虚弱会导致机体对食物受纳、消化、吸收、转化利用的能力下降，造成人体营养不良、贫血、体虚，容易引发各种疾病。常做健脾胃小动作，能促进人体消化吸收。

操作方法 ●●●

扭扭腰
让脾胃活跃起来

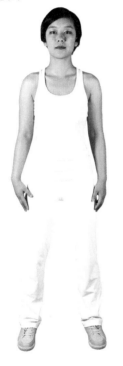

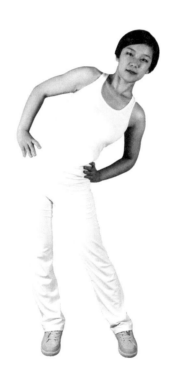

扫一扫，看视频

1 站立后，两膝分开与肩同宽，放松上身。

2 将腰部最大限度地转向一侧，然后转回来，再转向另一侧，如此反复。

小贴士

每天早、中、晚各做一次，每次做100下。尤其适合肠胃功能不佳者做。

 功效 扭腰可以对腹腔内的肠胃进行挤压，促进肠胃蠕动。扭腰锻炼不仅有强健肠胃的功能，而且对便秘、失眠也有很好的疗效。

动动脚趾

让脾胃功能加强

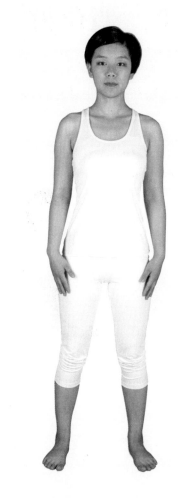

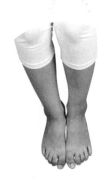

1 取站位或坐位姿势，将双足放平，紧贴地面，与肩同宽，凝神静气。

2 连续做足趾抓地的动作 50～80 次。

小贴士

中医学认为，第 2、第 3 趾是足阳明胃经的循行部位。所以，胃的健康状况也表现在第 2、第 3 趾上。脾胃功能弱者如果经常活动第 2、第 3 趾，不仅能够疏通胃经经络，还可以刺激足趾局部穴位，达到健胃的目的。

功效 从经络循行上看，脾经起于大脚趾内侧端，而胃经则是在脚趾的第 2 趾和第 3 趾之间通过，而对脾胃病有辅助治疗作用的内庭穴也在这一部位。经常活动脚趾，脾胃二经也会得到按摩，脾胃功能自然会加强。

操作方法 ●●

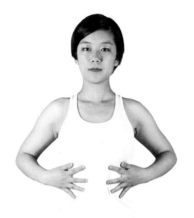

双掌五指分开，相对放
在前胸乳下方。稍用力
沿胁肋分向两边推擦，
上下往返从胸到脐及至
小腹。

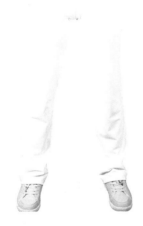
功效

胸胁部为足厥阴肝经和足少阳胆经所过之处，肝胆
气机不畅则胸闷不舒，郁滞日久就会胸胁胀痛，肝
气犯脾则会饮食失调。该动作能够开胸理气，舒肝
健脾强心，解心胸之郁闷。

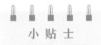
小 贴 士

此手法不宜用力
过重，因肝为将
军之官，激之则变，
故应该以柔制刚。

— 糯米糊，可健脾胃 —

取 30 克大米、60 克糯米淘洗干净，用清水浸泡 2 小时；将大米、
糯米倒入全自动豆浆机中，加适量水混合搅打，米糊做好后加入
冰糖搅拌至化开即可。

按压胃俞穴

脾胃好、吃饭香

操作方法 ● ● ●

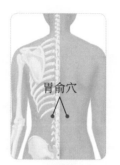

胃俞穴

功效

按压胃俞穴，有和胃降逆、健脾助运的功效。可以调理脾胃不和引起的食欲不振。

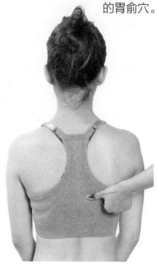

取卧位，双手拇指同时用力按压或揉压左右两侧的胃俞穴。

小贴士

胃俞穴在下背部，第12胸椎棘突下，后正中线旁开1.5寸。

按揉天枢穴

止腹泻、防便秘

操作方法 ● ●

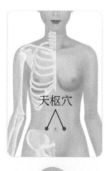

天枢穴

功效

增强脾胃消化能力，提高腹部肌肉的弹性，促进排便。

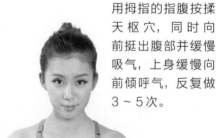
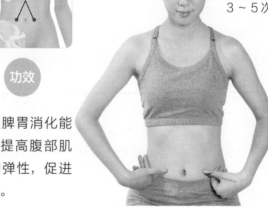

用拇指的指腹按揉天枢穴，同时向前挺出腹部并缓慢吸气，上身缓慢向前倾呼气，反复做3~5次。

小贴士

天枢穴位于腹部，平脐中，距脐中2寸。

滋阴润肺小动作
肺养好，霾不扰

　　肺是身体内外气息的交换场所，通过扩张将新鲜空气吸入肺中，然后呼出肺中的浊气。中医讲，肺为娇脏，意思是肺最容易被入侵，从而出现各种不适。雾霾天更是容易让肺受伤。平时做做深呼吸、甩甩手、扩扩胸，有利于呵护你的肺。

操作方法 ● ● ●

没事拍拍肺

促进肺部血液循环

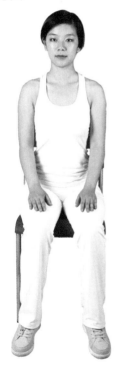

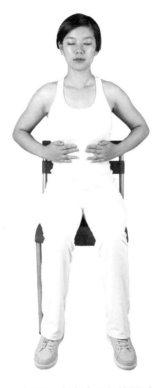

1 坐在椅子上，身体直立，双腿自然分开，双手放在大腿上。

2 闭目，向胸中吸气的同时用双手手掌从胸部两侧由上至下轻拍；呼气时从下向上轻拍，持续10分钟。

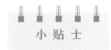

小 贴 士

上午9～11点是拍打肺经诸穴的黄金时间段。

功效 该动作是拍打肺经上的主要穴位，可以改善胸部肌肉，促进肺部血液循环。

呼吸健肺操

让肺不虚劳

扫一扫，看视频

功效

舒展胸部肌肉，扩大肺活量，促进肺部血液循环。

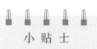
小 贴 士

在做健肺操时，为了满足各组织的需氧量，会加大呼吸深度和加快呼吸频率，从而锻炼了呼吸肌，增强了胸廓活动性，使肺活量增大，让肺泡具有更好的弹性。

操作方法 ●●●

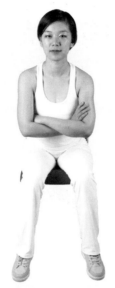

1 坐在椅子上双脚自然踩地，深吸气，然后缓缓将气呼出，同时两手交叉抱在胸前，上身稍前倾，呼气时还原坐正。

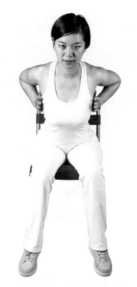

2 坐在椅子上双脚自然踩地，双手放在胸部两侧，深吸气后缓缓呼出，同时用两手挤压胸部，上身前倾，呼气时还原坐正。

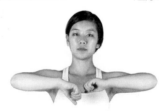

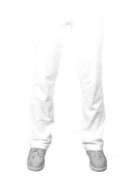

3 两脚间距与肩同宽站立，双臂自然下垂。双手从体侧缓慢向上伸展，做最大限度的扩胸运动，同时抬头挺胸，呼气时还原。

按摩肺俞穴

可宣肺理气、止咳平喘

操作方法 ● ●

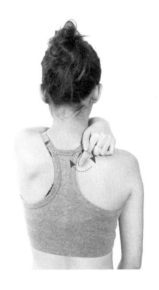

> **小 贴 士**
>
> 在背部第3胸椎棘突下，旁边1.5寸处即为肺俞穴。

用两手的拇指或食、中两指轻轻按揉肺俞穴，每次2分钟。

功效　增强呼吸功能，使肺通气量、肺活量及耗氧量增加。可调理咳嗽、哮喘、胸满喘逆等症状。

没事多捶背

可健肺养肺

操作方法 ● ●

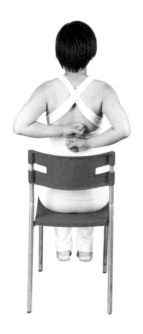

端坐，腰背直立，双目微闭，两手握成空拳，捶脊背中央及两侧，各捶30次。

功效　该方法可以舒畅胸中之气，通脊背经脉，有健肺养肺的效果。

> **小 贴 士**
>
> 捶背时，要从下向上，再从上到下，先捶脊背中央，再捶左右两侧。

补肾强体小动作
呵护好你的先天之本

《黄帝内经》认为肾为"藏精之所，主骨生髓"，意即为生命的发动机，故古代医家又称肾为"先天之本"。肾藏精主生殖，如果生殖系统出现问题，比如说出现前列腺肥大，就说明肾的精气可能不足，要赶快补精气。

强肾滋阴降火

早晚搓脚心

操作方法 ● ● ●

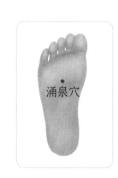

涌泉穴

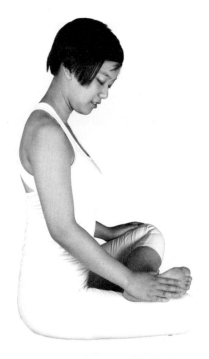

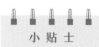

小 贴 士

脚底中线前、中1/3交点处是涌泉穴所在位置，而涌泉穴是足少阴肾经的起点，经常按摩脚心有滋阴补肾的作用。

每天睡前用温水泡脚，再将双手搓热后，用左手心按摩右脚心，右手心按摩左脚心，直到搓热双脚为止。

功效

中医认为，脚心的涌泉穴是浊气下降的地方，涌泉穴直通肾经。经常搓脚心，可以益精补肾、强身健体、防止早衰，并能舒肝明目，促进睡眠，对肾亏引起的眩晕、失眠、耳鸣、咯血、鼻塞、头痛等有疗效。

操作方法 ● ● ●

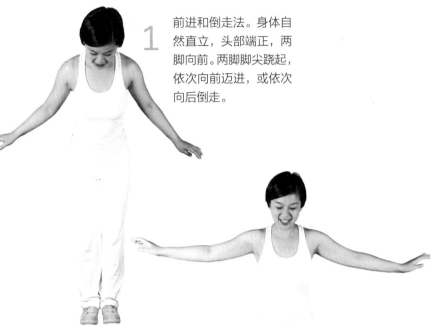

1 前进和倒走法。身体自然直立，头部端正，两脚向前。两脚脚尖跷起，依次向前迈进，或依次向后倒走。

2 前进后退法。即进三退二，向前走三步，后退两步。

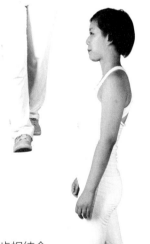

3 脚跟走路与散步相结合的锻炼法。用脚跟走路和散步交替进行，更能调节身体功能，提高锻炼效果。

功效

脚后跟先着地，实际上就是刺激了"肾经"穴位，经常用脚后跟健走能够强肾。

小 贴 士

锻炼时，不能急行或感到气急，切忌运动量过大。

肾虚康复操

补肾好帮手

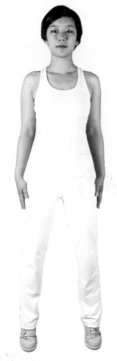

功效

中医认为，肾虚为
百病之源。肾不
虚，身体才强健。
肾虚康复操可培补
肾脏，预防肾虚。

1 两足平行，足距同肩宽。目
视鼻端，两臂自然下垂，两
掌贴于裤缝，手指自然张开。
脚跟提起，连续呼吸 6 次不
落地。

2 再呼气，缓缓屈膝下蹲，
两手背逐渐转前，虎口
对脚踝。手接近地面时，
稍用力抓成拳，吸足气。

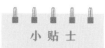

小贴士

上述动作可连续
做多次。

┌─ 补肾应该多喝水吗

肾脏的主要功能是生成和排泄尿液，多喝水可促进体内有害物质
的排出，降低血液中代谢废物的浓度，减少尿酸等物质在肾脏残留，
避免损害肾脏。

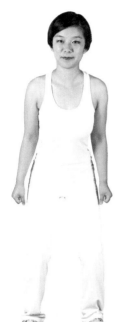

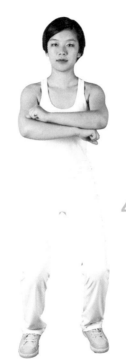

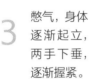

4 呼气，双腿弯曲，两臂合抱，同时身体和脚跟都用力上提，并提肛、呼吸。

3 憋气，身体逐渐起立，两手下垂，逐渐握紧。

操作方法 ●●

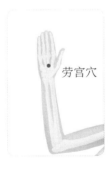

劳宫穴

按摩劳宫穴时可采用按压、揉擦等方法，左右手交叉进行，每穴各操作10分钟，每天2~3次。

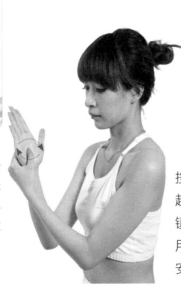

功效

按摩劳宫穴可以起到静心宁神、镇定醒脑的作用，可以清心火、安心神。

劳宫补肾法
强壮腰膝

小 贴 士

劳宫穴位于掌区，握拳，无名指指尖下就是该穴。

按揉太溪穴

提高肾功能

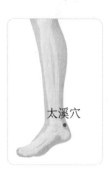

太溪穴

用对侧手的拇指指腹按揉太溪穴 3 分钟，力量柔和，以有酸胀感为度。

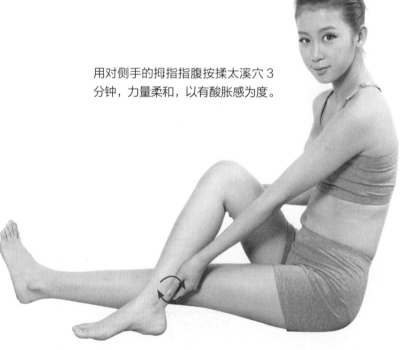

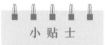

小 贴 士

太溪穴在踝区，内踝尖与跟腱之间的凹陷中。

功效

太溪，"太"有"大"之意，意思表明它是肾经上最大的溪流。经常按揉该穴能明显提高肾功能。

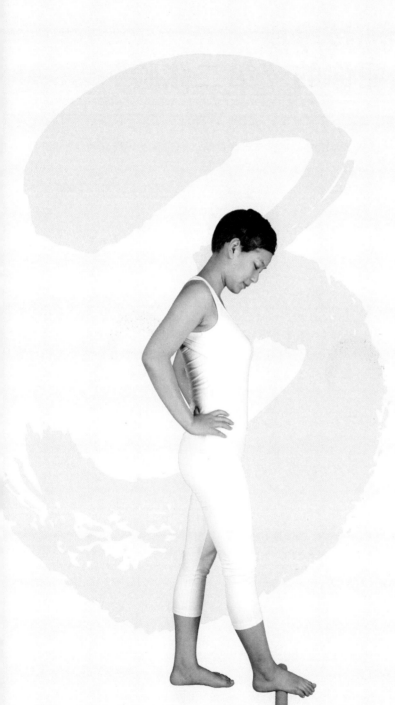

第 **3** 章

从头到脚动一动
让全身焕发健康活力

手部按摩操
美丽你的"第二张脸"

手被誉为人们的"第二张脸",尤其是对女人来说。很多女人把自己的脸蛋打扮得很漂亮,但也不能忽视对双手的保养。常做手部按摩操,就可以使你拥有一双纤纤玉手。

手腕操

灵活关节

操作方法 ● ●

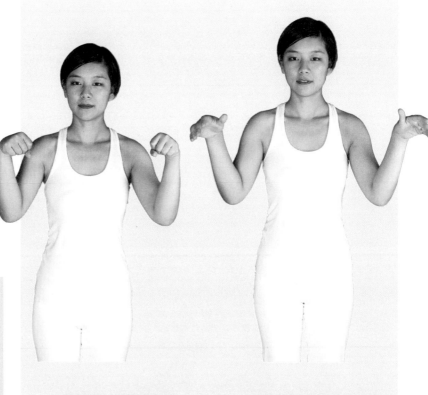

1　握紧拳头,再松开手指,照此重复多次。

2　按顺时针和逆时针方向分别转动手腕。

小 贴 士

当你的手累了时,时常会甩甩、转转,但是运动的幅度太小、方向单一。手腕转动操,能够全面锻炼手部。

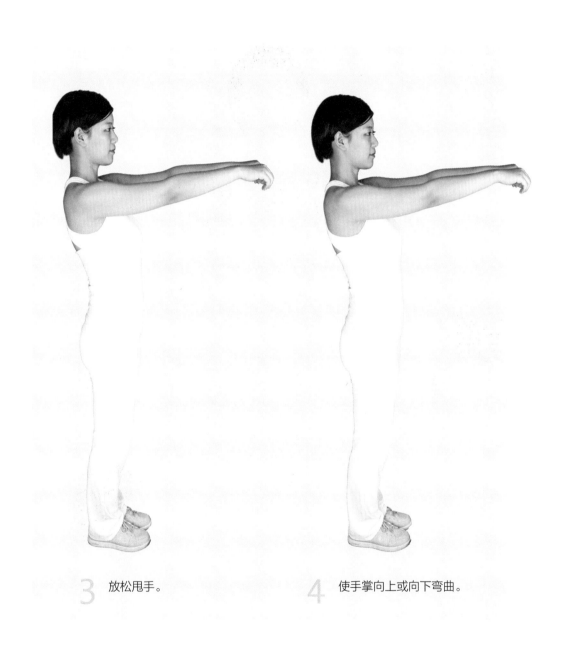

3 放松甩手。

4 使手掌向上或向下弯曲。

功效 手腕操能使手和手腕关节更灵活，并使手腕处于放松状态。

纤纤玉手保健操

打造优美手部曲线

扫一扫，看视频

功效

锻炼手关节，使手指灵活、柔韧。

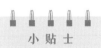

小贴士

常做这套操，不仅能锻炼手关节，还有利于保护手部皮肤。

操作方法 ● ● ●

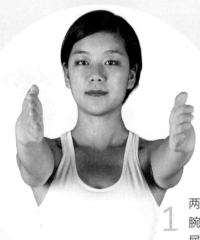

1 两手五指并拢，双臂前伸，腕关节不要弯，用力做手指屈伸动作，重复10~15次。

2 两臂前伸，紧握拳，然后将手指突然伸开，尽可能伸展五指，重复10~15次。

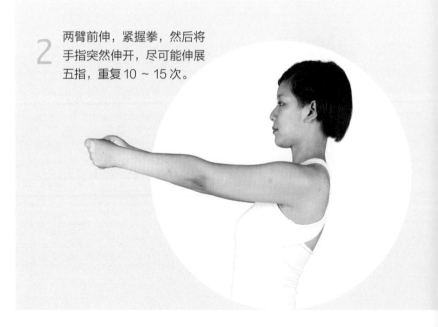

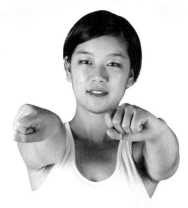

3 两臂前伸，先向左边转动腕关节，并带动肩、肘关节，再一同向右边做同样动作，重复10~15次。

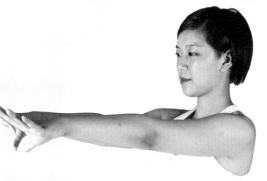

4 双手五指分开，连续用力做伸展和并拢手指的动作，重复5~10次。

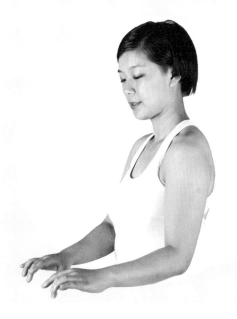

5 模拟十指弹琴动作，先由左至右，再由右至左，重复10~15次。

旋转网球、核桃

让手指变得灵活

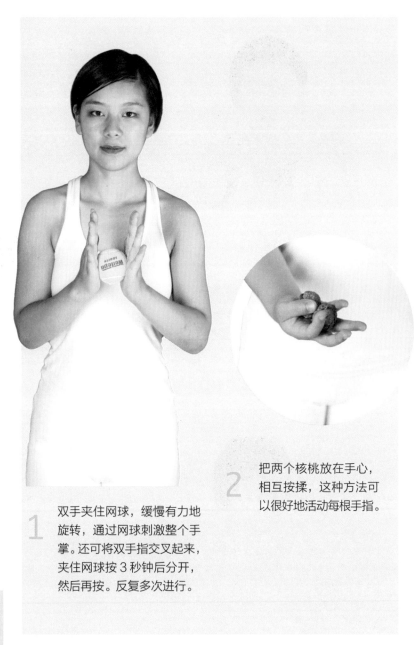

1 双手夹住网球，缓慢有力地旋转，通过网球刺激整个手掌。还可将双手指交叉起来，夹住网球按 3 秒钟后分开，然后再按。反复多次进行。

2 把两个核桃放在手心，相互按揉，这种方法可以很好地活动每根手指。

小贴士

旋转网球和核桃，还可以预防老年痴呆症。

功效 该动作可增强手部的血液循环，锻炼手指的灵活度。

让你的指甲营养充足、美丽动人

中医认为"甲为筋之梢"。这里的"甲"是"指甲"。中医学所讲的筋，范围较广，包括皮肤、血管、韧带和肌肉等部分。因此，筋不好时指甲会出现问题。

操作方法 ● ● ●

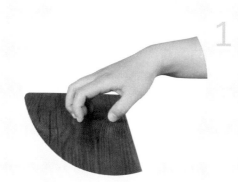

1 每天坚持用指甲敲击桌面。

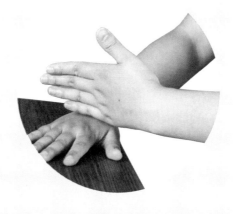

2 把一只手放平，手背朝上，另一只手就像"菜刀"一样切平放的这只手上，从手背切到十指，再从指尖开始认真地切到整个指甲，切完左手切右手，每一"刀"切的动作都要使点劲。

功效 指甲受到"敲"和"切"的刺激后，血液循环量加大，能量供给充足，能促进指甲生长。

让指甲变得健康漂亮

学会「敲」和「切」

🔲🔲🔲
小贴士

锻炼指甲的上述小方法简单易学，随时随地可做，看电视、坐车、闲聊时切切、敲敲，能很好地锻炼指甲和手。

按压商阳穴

让指甲气血充盈

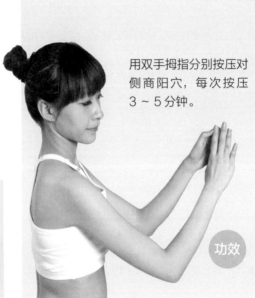

用双手拇指分别按压对侧商阳穴，每次按压3~5分钟。

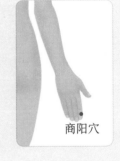

商阳穴

小贴士

商阳穴在食指末节桡侧，指甲根角旁开0.1寸。

功效　促进指甲部位气血流通，让指甲变漂亮。

掐按关冲穴

养护指甲

操作方法 ● ● ●

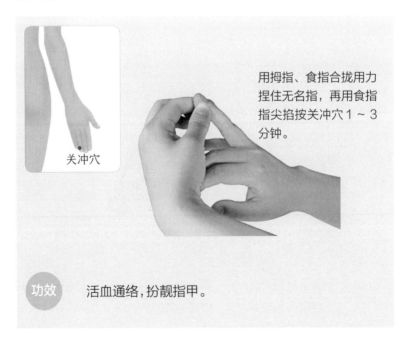

关冲穴

用拇指、食指合拢用力捏住无名指，再用食指指尖掐按关冲穴1~3分钟。

小贴士

关冲穴在手指，无名指末节尺侧，指甲根角旁开0.1寸。

功效　活血通络，扮靓指甲。

6 个足部动作
护好人的"第二心脏"

　　足部是距离心脏最远的部位，长时间坐着或站立，足部肌肉不能伸张，也不能收缩，静脉回流较慢，局部易发生瘀血，容易造成足背疼痛、足趾疼痛、足部扭伤等。因此，要重视足部的锻炼。

操作方法 ●●

床上健脚运动
让全身血液畅通

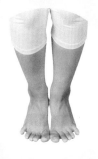

1 抓。10 个脚趾张开，用脚趾用力抓 30 下，使脚趾关节放松。

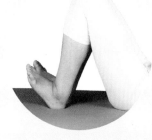

2 点。以脚后跟为基点，脚背用力下跷到最大限度，然后将脚背伸直，使脚尖与腿成一条直线，做鸡啄米动作，30 次。这时会感到小腿肌腱有明显酸痛感。

功效

促进全身血液流通，使身轻脚健，精神焕发。

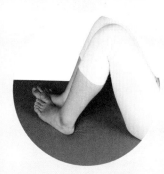

3 转。两脚背分别向左、向右各转动 30 次，使脚踝骨以下的骨节全部活动起来。

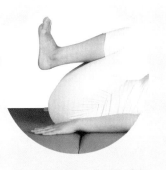

4 蹬。双腿并拢，收缩至腹部，用力蹬 30 下，这个动作可以活动胯部和膝盖骨。

小贴士

上床后做一次，腿部以下能升起一股热流，帮助迅速入眠。

暖足补肾 搓脚心

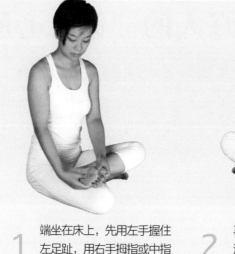

1 端坐在床上，先用左手握住左足趾，用右手拇指或中指指腹按摩左足涌泉穴 30 次。

2 再用左手手指按摩右足涌泉穴 30 次。

小贴士

涌泉穴在足底，屈足卷趾时足前部凹陷处。

功效 搓脚心可滋阴降火、益精补肾、防止早衰、促进睡眠，对肾亏引起的眩晕、失眠、耳鸣等有一定疗效。

胜吃老母鸡 敲打足三里

操作方法 ● ●

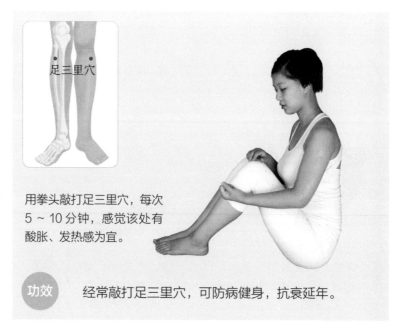

足三里穴

用拳头敲打足三里穴，每次 5 ~ 10 分钟，感觉该处有酸胀、发热感为宜。

小贴士

正坐，屈膝 90°，手心对髌骨，手指朝向下，无名指指端下方与中指平行处即是足三里穴。

功效 经常敲打足三里穴，可防病健身，抗衰延年。

操作方法 ● ● ●

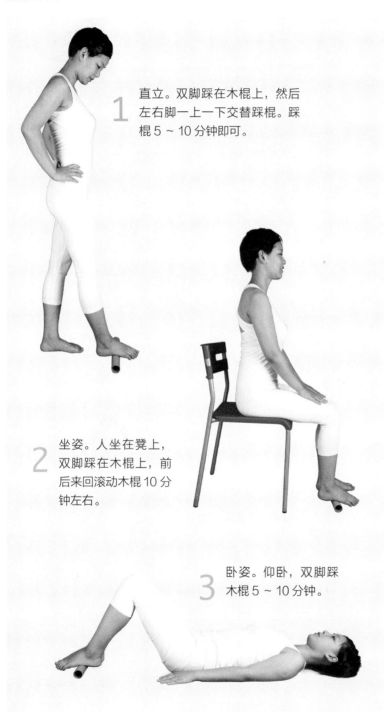

双脚踩棍

福从足下生

1 直立。双脚踩在木棍上，然后左右脚一上一下交替踩棍。踩棍 5 ~ 10 分钟即可。

2 坐姿。人坐在凳上，双脚踩在木棍上，前后来回滚动木棍 10 分钟左右。

3 卧姿。仰卧，双脚踩木棍 5 ~ 10 分钟。

功效

经常踩木棍能刺激脚部的穴位，促进新陈代谢，增强脏腑的功能，达到延缓衰老的目的。

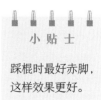

小 贴 士

踩棍时最好赤脚，这样效果更好。

踩黄豆
减肥排毒

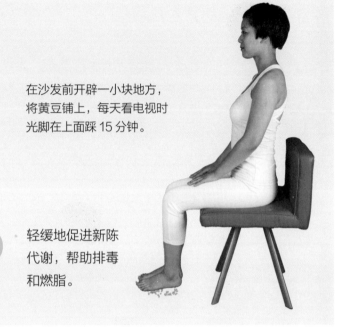

在沙发前开辟一小块地方，将黄豆铺上，每天看电视时光脚在上面踩 15 分钟。

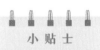
功效 轻缓地促进新陈代谢，帮助排毒和燃脂。

小 贴 士

当你太饿或者太饱时都不要进行此动作。做完后立刻喝杯水，排毒效果会更佳。

常跺脚
缓解腿抽筋

操作方法 ● ● ●

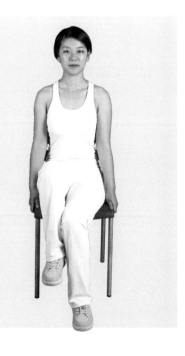

坐在椅子上，两脚踏地，轮流交替用力跺脚 150 ~ 200 次。

功效 可以显著改善小腿部的血液循环，增强代谢功能，缓解消除小腿疼痛和抽筋。

小 贴 士

每天坚持步行 30 分钟，可促进腿部血液循环，预防小腿抽筋。

应对高跟鞋的健康陷阱
怎样做

女士们在享受高跟鞋带来的魅力时，也在忍受它对双脚的"残害"。穿高跟鞋会给身体带来这些坏处：腰痛和颈椎病、膝关节病、踝关节扭伤、扁平足、拇趾外翻等。经常穿高跟鞋的女性朋友，平时做做下面的小动作，可以很好地保护你的足部。

操作方法 ● ●

旋转脚踝

防踝关节扭伤

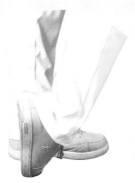

1 自然站立，躯体重心置于左腿，以右脚尖着地作为身体支撑，右脚由内向外做旋转脚踝运动。

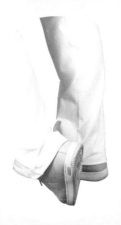

2 躯体重心再置于右腿，换左脚尖着地为支撑，做旋转脚踝运动。

功效

旋转脚踝可有效锻炼踝关节，防止磕碰扭伤。

小贴士

该动作可以每天做20次。

提踵操

提高双脚踝能力

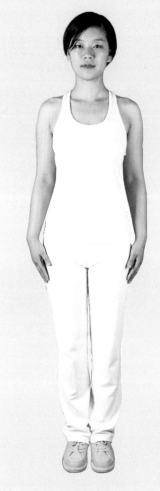
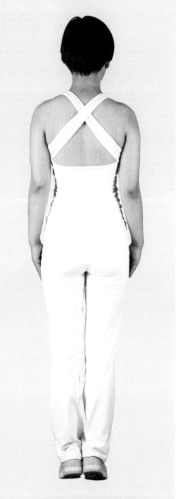

功效

该动作对脚踝是一种综合锻炼。

1 身体先挺直站立，双手自然下垂。

2 双脚尖点地，抬起足跟。足跟落下。重复做抬起、落下的动作50次。每天早晚各做1次。

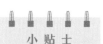

小贴士

该动作对脚部扭伤有很好的调治作用。

─ 松木锯末、陈醋熏蒸，缓解踝关节扭伤的疼痛 ─

用松木锯末500克、陈醋500毫升，另加清水400毫升，煮沸后倒入盆中，将患足放在药盆上，距离约20厘米，再覆盖宽大毛巾。每次熏蒸15～20分钟，每日1～2次，5～7次为1疗程。

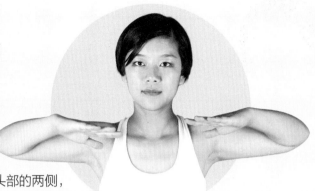

伸

锻炼手部屈伸肌，缓解手指变形

双手屈肘举起在头部的两侧，上臂与肩同高。然后双手手指充分张开向后用力绷紧。每天坚持做5分钟。

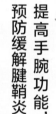

握

提高手腕功能，预防缓解腱鞘炎

双手屈肘举起到头部的两侧，上臂与肩同高，双手用力握紧拳头，同时手腕略微向内（手掌方向）扣。

六字健手法：让双手灵活自如

双手屈肘举起到头部两侧，上臂与肩同高，十指同时用力弯曲手指的第1、第2指节，使劲地尽量弯曲，稍作停留后再用力伸直，反复做50～100次。

弯

缓解键盘手、鼠标手

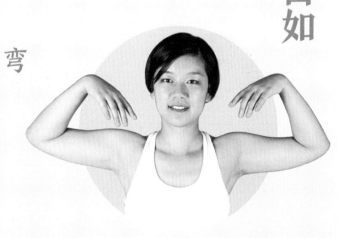

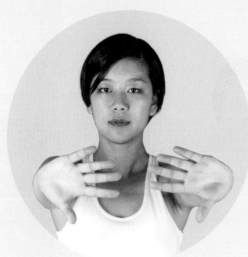

展 锻炼手指、手腕、肘关节的灵活性

身体直立，双手前平举，两手手心向外、拇指朝下。然后，两手同时向前后、左右做伸展运动。

拉 锻炼手臂的伸肌群

身体直立，左手手臂伸直抬起到与肩同高的水平，掌心向上。用右手抓住左手手指，往身体一边拉伸，停留 10 ~ 15 秒后左右手交换做。

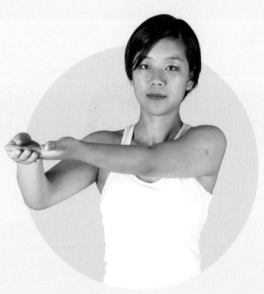

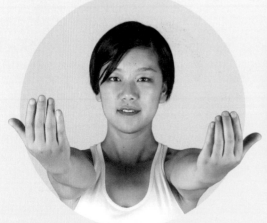

钩 提高手臂肌肉的弹性，增加肌肉的力量

身体直立，双手前平举，肘关节伸直，掌心向上，然后双手手腕缓缓用力抬起双手，除拇指外，其他手指并拢向上勾。注意，肘关节一定要保持伸直状态。

第4章

简单排毒减压操
省钱又轻松

做做动作就减压
省钱又轻松

在当今激烈的社会竞争中，很多人都背负着工作压力、人际压力、情感压力等，不仅影响人们的生活，还影响人们的身心健康。各种亚健康、小病小痛，都会伴随着压力而来。所以，会给自己减压的人才是真正会生活的人。减压其实并不难，按按捏捏、做做小动作就能达到目的。

按揉颈项 舒缓紧张和疲劳

操作方法 ●●●

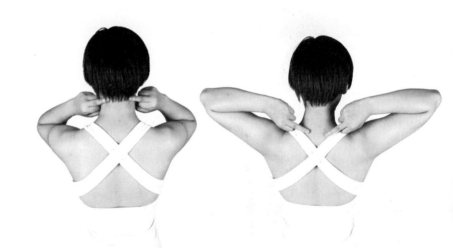

1 用两手的中指按压风池穴，持续 20 秒，然后以顺时针方向揉穴位 20 次。

2 从风池向下沿颈椎擦至肩部，重复 20 次。

小贴士

风池穴在项后，枕骨之下，胸锁乳突肌上端与斜方肌上端之间的凹陷中。

功效 按揉风池穴，有利于缓解工作压力导致的头晕等症状。

操作方法 ● ● ●

放松颈部肌肉

1 端坐于椅子前 1/2 处，抬头挺胸，双腿并拢，踮脚，脚尖碰地，十指相扣，双手往上伸直。

2 身体下弯贴到大腿，下巴下压，双手环抱大腿，停 10 ~ 15 秒。

功效

放松颈背部肌肉，缓解背部压力。

小贴士

身体往下弯时，下巴一定要下压，这样才能放松颈部肌肉。身体后仰时，头要尽量往上抬，眼睛看着天花板。

3 双手拉住椅子两侧，头部向后仰，下巴尽量往上抬，手臂尽量伸直，停 10 ~ 15 秒。

揉揉脖子

缓解压力

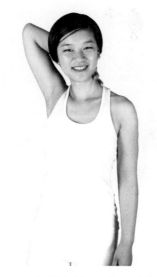

1　右手绕至左耳后，手指握住颈部，轻轻地将头向右肩方向牵拉。

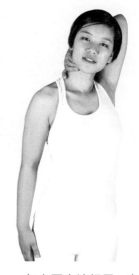

2　与上面方法相同，方向相反，左手将头牵向左肩。

功效

缓解肩颈部疼痛，舒缓全身压力。

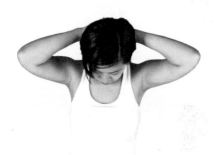

小贴士

每项练习重复3遍，可以起到很好的效果。

3　双手交叉放在脑后，两肘展开，低头靠近胸部，保持这种姿势放松30秒。然后松手，同时头慢慢仰起，直到可以看到天花板。

搓动手掌就可以消除疲劳、减轻压力

将两手掌相合，来回快速搓动 10 ~ 12 秒，使掌心产生热感，再将双手摇动 8 ~ 10 次。

操作方法 ● ● ●

减压沙发操
抗疲之乐无忧

1 挺直身体，两脚靠拢，双手扶住沙发靠背。

扫一扫，看视频

2 呼气，以脊柱基座为支点，直到背部和双腿形成直角。

功效

放松两腿肌肉，纠正驼背和脊柱弯曲，消除身体的紧张感。

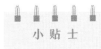
小贴士

做该沙发操的同时，还可以聆听优美的音乐，这样更容易使紧绷的神经舒缓下来。

3 两眼始终注视双手；呼吸要自然，保持30秒。恢复直立姿势。动作重复5次。

情绪美容操
天天好心情

情绪美容操有利于消除紧张和压力情绪，有助于提高自己的情商，恢复良好的情绪。

静思坐养操

消除心理障碍

操作方法 ● ● ●

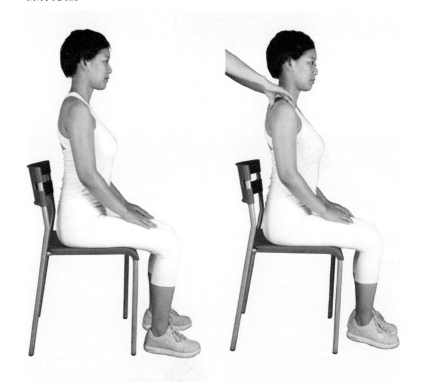

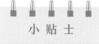

小 贴 士

做这套操时，注意力要全部集中到放松的感觉，时间一般以5分钟左右为宜。

1 用一种你觉得最舒适的体姿坐在高度适中的椅子上。

2 让家人缓缓按摩你的肩部、颈部肌肉。同时，做均匀的深呼吸，并轻轻转动头部。

功效 可缓解工作时注意力不集中、思维零乱等心理障碍。

操作方法 ● ● ●

耳廓按摩操

改善记忆力

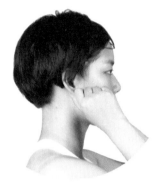

1 用双手拇指和食指夹住耳朵。

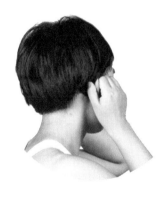

2 食指在前，拇指在后，自耳朵上部向下部来回轻轻揉捏，约10分钟。

小贴士

如果做耳廓按摩时出现头晕、心悸、耳鸣现象，要立刻停止按摩。

功效 增强听力，改善记忆力减退的状况。

提腿摸膝操

缓解身心疲劳

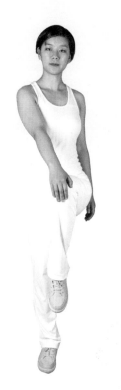
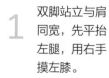
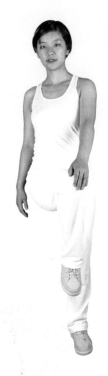
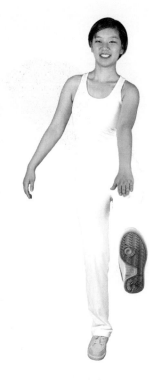

1 双脚站立与肩同宽，先平抬左腿，用右手摸左膝。

2 抬起右腿，换左手摸右膝。如此交叉反复练习3分钟。

3 抬左腿，以左手够左膝。抬右腿，以右手够右膝。反复练习3分钟。

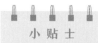

小 贴 士

动作要舒缓、有韵律，眼睛保持平视，全身自然放松，类似于做广播体操的整理运动。

 功效 由于大脑左右半球对躯体功能实施对侧控制，即右半球控制躯体左侧，左半球控制躯体右侧。这个练习可以促进大脑两个半球协调工作的能力，缓解单侧用脑过度引发的身心疲劳症状。

操作方法 ● ● ●

1　屈膝。将背平贴在地，弯曲膝盖，将膝盖举起靠近胸部，双手放在腹部。

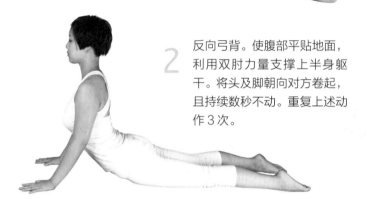

2　反向弓背。使腹部平贴地面，利用双肘力量支撑上半身躯干。将头及脚朝向对方卷起，且持续数秒不动。重复上述动作3次。

3　侧劈腿。侧躺，使上半身躯体重量放在手肘上，用手协助将腿抬高。使背部挺直，在舒服的状态下重复几次，然后换另一边。

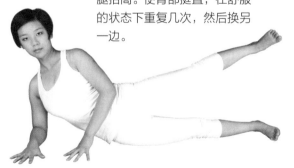

要放飞心情

先放松肌肉

小 贴 士

有研究发现，无论是躯体上承受的有形压力，还是心理上受到的无形压力，人类的本能都会把它反映到躯体、肌肉上。如果我们的肌肉是放松的，也会促进情绪的放松。

功效　锻炼、放松肌肉群，缓解这些部分承受的压力，从而起到舒缓情绪的作用。

排毒降压
按揉几大"药穴"

按摩是一种很棒的"压力减轻剂"，它可以缓解压力和焦虑情绪，使你心情放松。同时，按摩还使肌肉放松、骨骼强健，令身体排出毒素，有助于改善睡眠等。

揉百会　释放你的压力

操作方法 ●●●

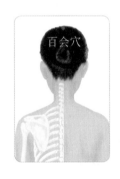

用一只手的食指、中指、无名指按头顶，用中指揉百会穴，其他两指辅助，顺时针方向转36圈。

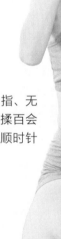

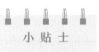

小贴士

百会穴位于头顶正中线与两耳尖连线的交点处，头顶正中心。

功效　揉百会穴有息风醒脑的功效，可使人保持愉悦的心情、解除烦恼、消除思想压力。

操作方法 ● ● ●

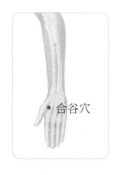

合谷穴

用食指、拇指夹住合谷穴捏揉，捏揉时缓缓呼气，吸气时手不要动。每侧按揉 2~3 分钟。

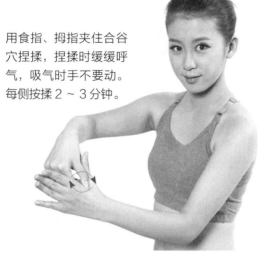

缓解疲劳

捏揉合谷

功效 按摩合谷穴，对烦躁、紧张引起的失眠、神经衰弱等症有一定的缓解作用。

小 贴 士

合谷穴在手背，第1、第2掌骨中间，第2掌骨靠拇指一侧的中点。

操作方法 ● ●

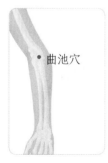

曲池穴

用右手拇指尖点按左臂曲池穴 1 分钟，再换左手拇指尖点按右臂曲池穴 1 分钟。

排毒养颜

点按曲池

功效 曲池穴与人体的新陈代谢联系密切。所以经常按压曲池穴，能够帮助你在日常繁重的工作闲暇减压排毒。

小 贴 士

曲池穴位于肘横纹外侧端，屈肘，尺泽穴与肱骨外上髁连线中点。

推太阳穴
减缓压力

操作方法 ● ● ●

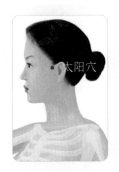

太阳穴

用食指推按两侧太阳穴2分钟。

小 贴 士

在头部，眉梢与目外眦之间，向后约1寸的凹陷处就是太阳穴。

 功效

推太阳穴可以促进头颈肩部的血液循环，放松紧张情绪。

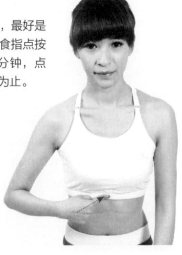

点按巨阙穴
缓解不良情绪

操作方法 ● ●

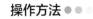

巨阙穴

晚饭后2小时，最好是睡前用拇指或食指点按巨阙穴约10分钟，点按至穴位发热为止。

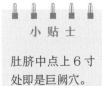

小 贴 士

肚脐中点上6寸处即是巨阙穴。

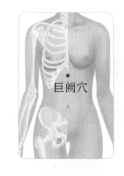 功效

点按巨阙穴有理气宽中、养血安神的作用，可抚平紧张、烦闷等不良情绪。

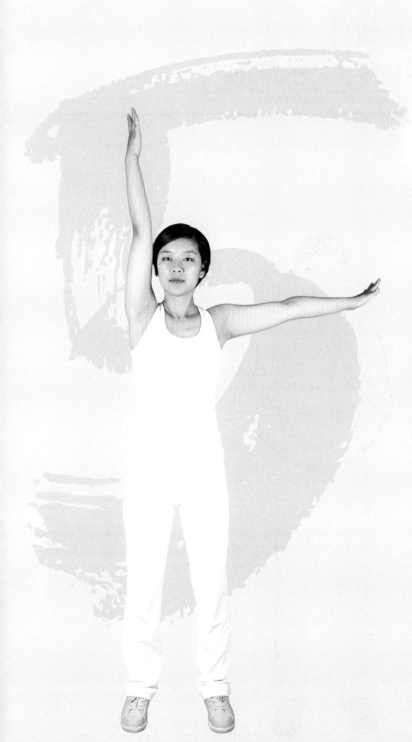

第 5 章

为家庭成员定制运动套餐

男女老少都康泰

小动作
让男人更潇洒

长期的精神压力导致的神经失调、免疫系统紊乱，使男性体质逐渐变差。所以，男性朋友们在百忙之中，可以做适当的健身运动，为身心放个假。

消除啤酒肚

站直收腹

操作方法 ● ● ●

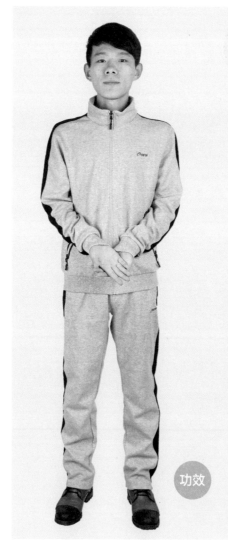

站立，保持身体挺直。呼气的同时慢慢收缩腹部肌肉，然后吸气，放松腹部。重复做10次。

功效 站直收腹有助于锻炼腹部和背部肌肉力量，减掉啤酒肚。

小贴士

平时要抬头挺胸，不要驼着背，杜绝会让肌肉堆积在腹部的姿势。

操作方法 ● ●

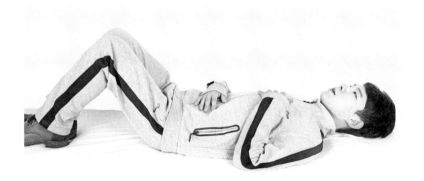

两个小动作 提高男人性功能

1 下腹部摩擦。临睡前，仰卧在床，将一只手放在脐下耻骨上小腹部，另一只手放左胸前，然后一只手轻拍胸部，另一只手在下腹部由右向左慢慢摩擦，自觉腹部温热为度。

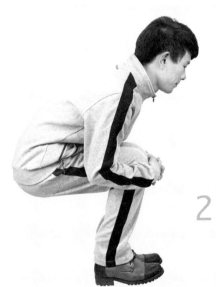

2 屈蹲。双腿并拢，站立，双手置于膝盖两侧，脖子挺直，下蹲到最低处，再慢慢站起。做30次。

小 贴 士

屈蹲锻炼之所以有效，是它能够以一种运动同时锻炼臀、腿、腰三个部位。

功效 上述运动，能够促进新陈代谢，减少腿部多余脂肪，增进性腺发育，从而获得更强的性功能。

按摩曲骨穴
呵护男人前列腺

操作方法 ●●●

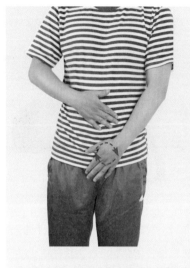

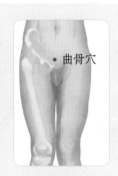

• 曲骨穴

双手搓热，一只手掌盖住肚脐，另一只手在曲骨穴上按摩 1 ~ 2 分钟。

小贴士

曲骨穴位于下腹部，前正中线上，耻骨联合上缘的中点处。

功效 曲骨穴是生殖系统保健的特效穴，可用来调理前列腺疾病引起的小便淋漓。

按摩关元穴
还男人雄风

操作方法 ●●

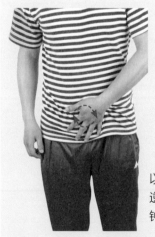

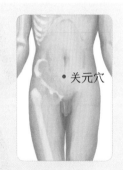

• 关元穴

以关元为圆心，左手掌或右手掌做逆时针及顺时针方向摩动 3 ~ 5 分钟，然后随呼吸按压关元穴 3 分钟。

小贴士

从肚脐正中央向下量 3 寸的位置即关元穴。

功效 关元穴具有补肾壮阳、温通经络的作用，对调理男性遗精、阳痿、早泄、性功能低下有较好疗效。

失去的女人味
小动作找回来

对于女人来说，运动是一种既省钱又实用的"化妆品"。生活中的许多女性朋友做过运动之后，都感受到真正的魅力由内而生。所以说，运动可以挖掘自身的魅力，美丽自己的身心。

操作方法 ●●

消除女人的烦恼

痛经缓解操

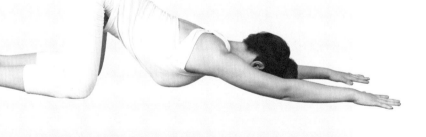

跪在床上，腰弯下，前臂伸直贴在床上，胸部尽量下压，臀部高高拱起。

功效

这种体位便于经血外流，可以矫正子宫后倾的位置，解除盆腔淤血，缓解痛经。

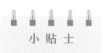

小 贴 士

这套操在经前 1 周做，效果更好。

全身舒展运动 为女人提神

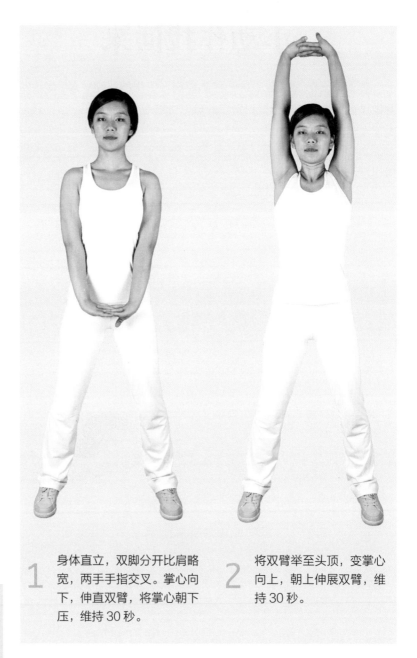

1　身体直立，双脚分开比肩略宽，两手手指交叉。掌心向下，伸直双臂，将掌心朝下压，维持30秒。

2　将双臂举至头顶，变掌心向上，朝上伸展双臂，维持30秒。

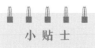

小贴士

这套运动还能调节不均衡的肩膀，促进肩颈部、头部血液循环。

 活络筋骨，舒展全身肌肉。有提神醒脑的作用。

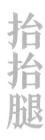

抬抬腿

美臀效果好

1 站立姿势，身体尽量保持正直，双手扶着椅背或倚靠墙壁。左脚保持不动，支撑整个身体，右脚向外上抬起。

2 慢慢将右腿尽量向后抬高，最好能在最高点停留5秒，再慢慢地将右腿放下。这样做10 ~ 20次后，换另一条腿再做10 ~ 20次。

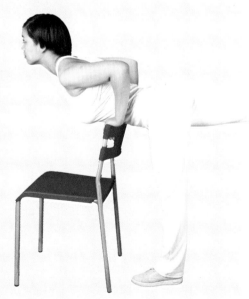

小贴士

在抬腿时，不能因腿部抬高而上体向前倾斜，且膝盖不能弯曲。当双手扶着椅背或倚靠墙壁时，不能把支撑力量全放在椅子或墙壁上面，只能轻轻靠着。

功效 消除臀部上半部的脂肪而紧实臀部的肌肉，并且能够减掉臀部和后腰之间的赘肉。

睡前一套瘦身操

身材苗条不失眠

扫一扫，看视频

功效

可以保持身材，令睡眠更香甜。

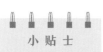

小 贴 士

每天坚持睡前锻炼10分钟左右。

操作方法 ● ● ●

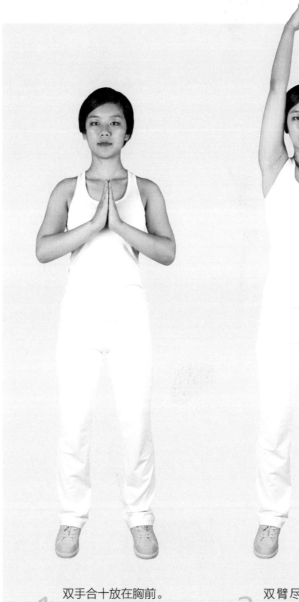

1 双手合十放在胸前。

2 双臂尽量向上伸展，保持10秒。

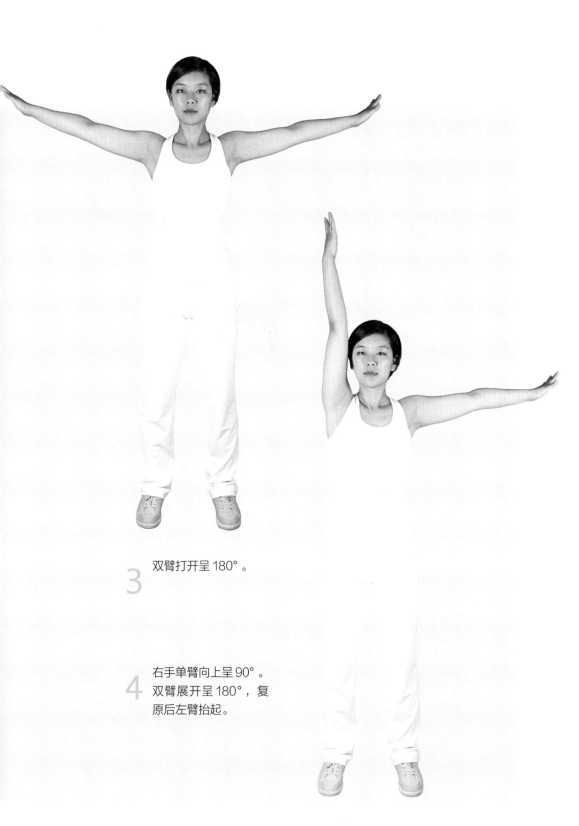

3 双臂打开呈 180°。

4 右手单臂向上呈 90°。
双臂展开呈 180°，复
原后左臂抬起。

人老心不老
小动作是最好的长寿药

人在衰老过程中，每个人都会受到身心各方面的考验。随着身体各系统器官功能降低，身体素质全面下降，抵抗力和适应能力低下的同时，疾病也会乘机而来。适当参加一些运动，有利于保证身体的健康。

关节功能保健操

使关节更灵活

操作方法 ● ● ●

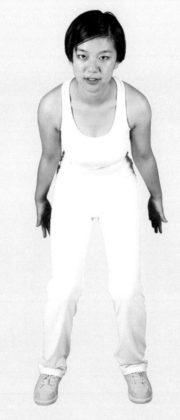

1 甩手。两腿开立，含胸弯腰，背略弓，两臂自然下垂。以肩关节为轴，依次前后、左右摆动2分钟。

小贴士

老年人做上述运动，要注意力度均衡，以自觉不累、身体能承受为度。

功效 活跃四肢关节，使关节更灵活。

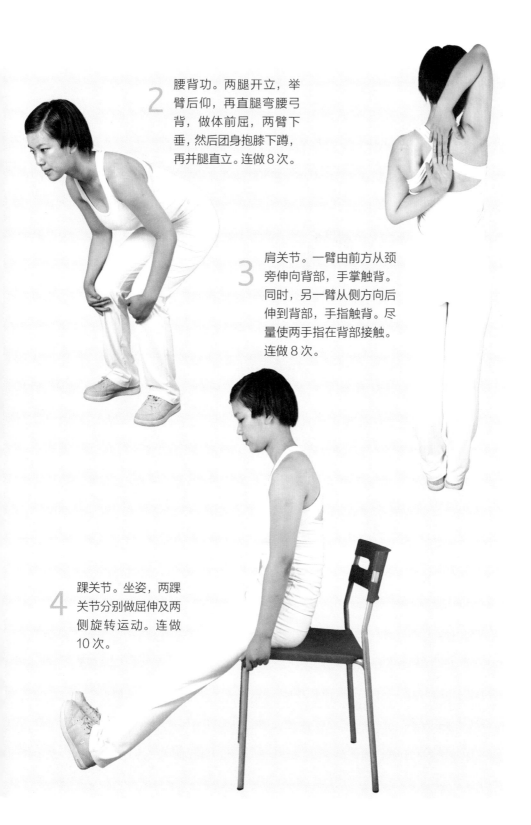

2 腰背功。两腿开立，举臂后仰，再直腿弯腰弓背，做体前屈，两臂下垂，然后团身抱膝下蹲，再并腿直立。连做8次。

3 肩关节。一臂由前方从颈旁伸向背部，手掌触背。同时，另一臂从侧方向后伸到背部，手指触背。尽量使两手指在背部接触。连做8次。

4 踝关节。坐姿，两踝关节分别做屈伸及两侧旋转运动。连做10次。

简单一套操
有效防痴呆

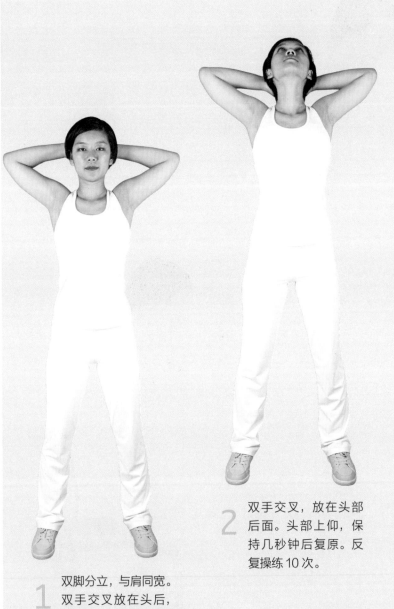

小 贴 士

老年人多活动手指，能够预防老年痴呆的发生。

1 双脚分立，与肩同宽。双手交叉放在头后，双肘左右伸展，尽量使胸部扩展。反复操练10次。

2 双手交叉，放在头部后面。头部上仰，保持几秒钟后复原。反复操练10次。

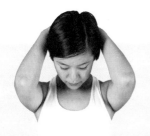

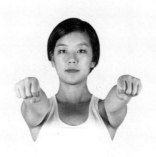

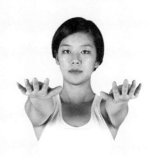

3 头部向前倾斜，双臂夹住耳朵，保持几秒后复原。反复操练 10 次。

4 双臂向前平伸与肩同高，双手握拳。放松肩部肌肉。

5 保持双肩向前平伸的姿势，双手十指迅速伸展，反复握拳、伸展。操作 100 次。

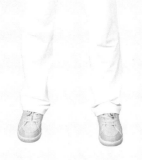

功效 刺激大脑神经细胞，改善大脑功能，有助于提高记忆力、延缓衰老，防治老年痴呆。

延缓衰老 练练腿脚

操作方法 ● ● ●

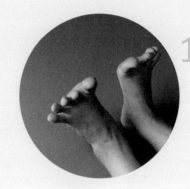

1 卧位运动趾与踝。仰卧在床上，双下肢平伸，双足一起做屈趾、伸趾交替运动 20 次，五趾分离、并拢 20 次，然后屈髋、屈膝、伸屈旋转踝关节 20 次。

功效

促进血液循环，活血化瘀，增强腿力和关节韧带的柔韧性，使四肢协调能力增强，从而增强身体免疫力，防止过快衰老。

小贴士

人老腿先老。因此，防老抗衰，应该先从腿脚锻炼开始。

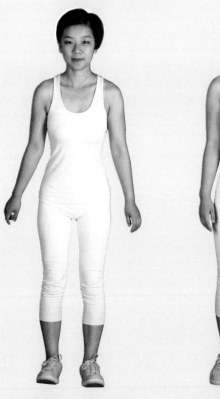

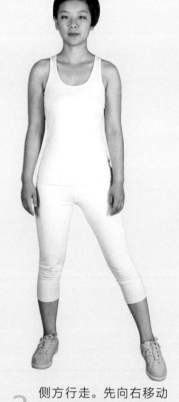

2 足跟走路。把足尖跷起，用足跟走路，可以锻炼小腿前侧的伸肌。

3 侧方行走。先向右移动 50 步，再向左移动 50 步。可以锻炼内收、外展肌群，补练日常向前行走时运动量较小的肌群。

保健球手指操：缓解男人压力

男人在家中常扮演"顶梁柱"的角色，压力不言而喻。闲暇时拿两个保健球在手里转一转，可以帮助舒缓精神、放松压力。

动动手指，呵护家人健康

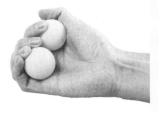
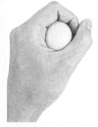
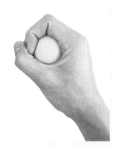

1 单、双手握球。

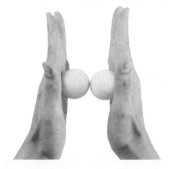

2 双手对球。

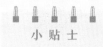

小 贴 士

开始练习时，以球不离手落地为标准，熟练后再加快转球和传球的速度，然后再增加难度双手同时玩球。

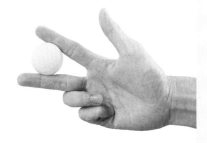
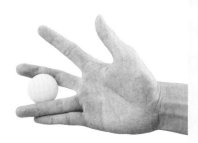

3 手指传球。

纤纤手指操：塑造女人修长美手

对于女性而言，一双纤细滑嫩的双手是气质、素养的体现，也在无形中显示出一个女人是否幸福的生活状态。手指操最直接的就是锻炼手指，加上日常手部肌肤的呵护，双手自然会变得更加美丽修长。

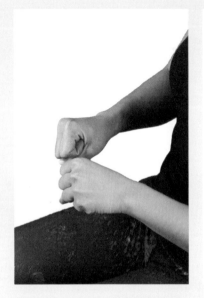
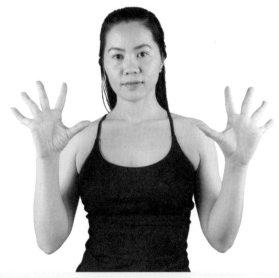

第一组
双手用力握拳，再用力张开。重复动作30次。

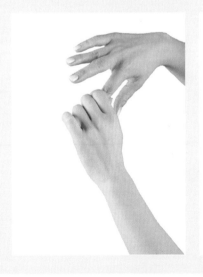
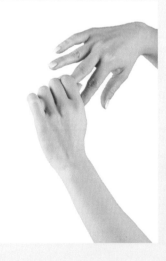

第二组
左手完全握住右手一根手指，从指根向指尖方向拉伸，每根手指拉伸5次。换右手拉伸左手手指重复动作。

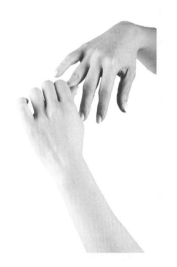
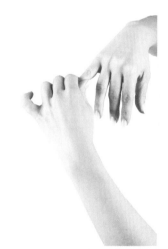

功效

促进手指血液循环，消除手部脂肪，用力伸展动作帮助手指变得修长柔软。

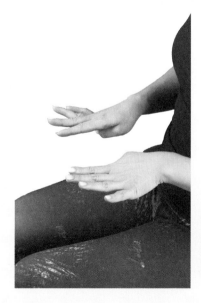
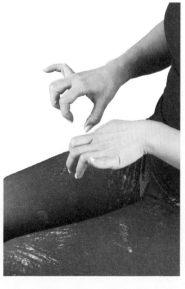

第三组
双手掌心向下平放在桌面上，做弹钢琴的动作，尽量抬高手指。

双手摇摆操：让老人关节年轻

此套动作可以帮助增加肌肉力量，加强关节活动能力，带动全身肌肉，防止肌肉萎缩、痉挛，关节功能正常会让身体更轻盈。

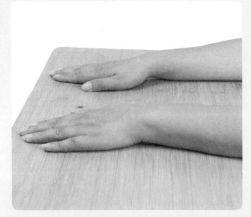

1 手掌向下，双臂平放在桌面上。

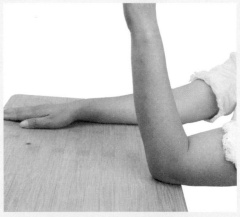

2 以肘关节为支点向上抬起手臂呈90°。

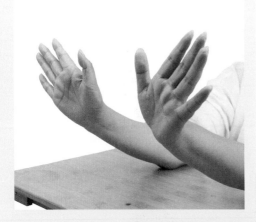

3 以腕关节为支点，同时左右摆手15~30次。

动作指导

抬起放下重复15～30次，先左手再右手，然后双手同时。

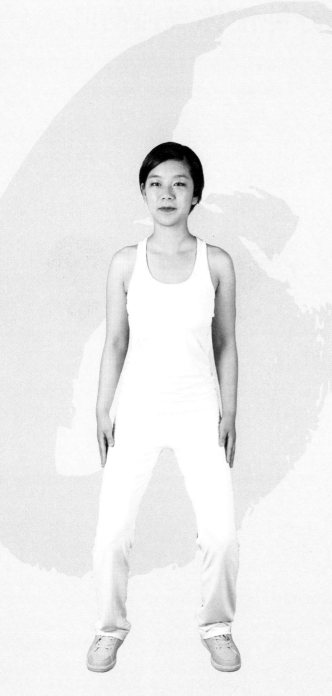

第 **6** 章

简单的中医养生操
养好精气神防百病

道家传统养生功法
三分钟使你气血两旺

在传统的中国养生学中，道家的养生功法受到很多人的重视。道家推崇"善养生者，上养神智、中养形态、下养筋骨"，养生不仅仅是锻炼身体养筋骨，吃饱吃好养形态，更要滋养心神，注重"精、气、神"三方面的保健。

鸣天鼓

抗衰老，添福寿

"鸣天鼓"是我国流传已久的一种自我按摩保健方法，意即击探天鼓。该法最早见于邱处机的《颐身集》。

操作方法 ●●●

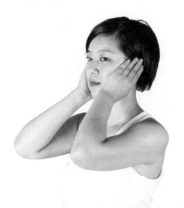

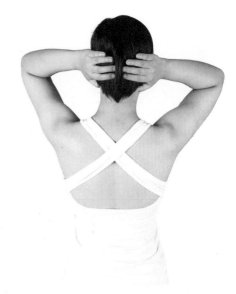

1 两手掌心搓热后，紧按两耳外耳道。

2 用两手的食指、中指和无名指分别轻轻敲击脑后枕骨，发出的声音如同击鼓，古人称作"鸣天鼓"。

功效 中医学认为"肾开窍于耳"，肾气足则听觉灵敏。该动作可以达到调补肾元、强本固肾的效果，对头晕、健忘、耳鸣等肾虚症状均有很好的防治作用。

小贴士

练习时要求顶平项直，这可使人体的经络及肾气得到调理，督脉得到疏通。

提肛运动，中医称之为撮谷道，又叫回春术。提肛运动简单易行，随时随地都可以做，是从古到今的养生家们常做的强身术。

操作方法 ●●●

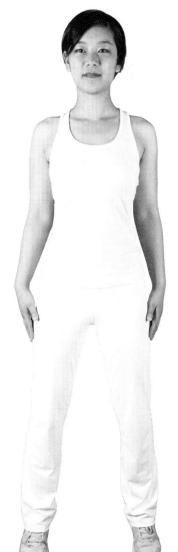

提肛
还您一个健康的肾

1 两腿分开，与肩同宽，双臂放松，深吸一口气。

2 思想集中，收腹，慢慢呼气，同时向上收提肛门，屏住呼吸并保持收提肛门2～3秒，然后全身放松。

3 静息2～3秒后，再重复上述动作。如此反复10～20次。

小 贴 士

提肛运动简单易行，随时随地都可以做，但要避免急于求成，以感到舒适为宜。如果肛门出现局部感染、痔核急性发炎、肛周脓肿等，则不宜做提肛练习。

功效 中医认为，肛门处于人体经络的督脉上，提肛能提升阳气、排除浊气，从而起到养肾生精之功效。

站桩

独立守神，精气不漏

站桩是补充元气最好的方法之一。元气充满以后，人就会身强力壮，具有抵抗疾病的能力。许多身体健康的人坚持长期站桩，往往能够高寿。

操作方法 ● ● ●

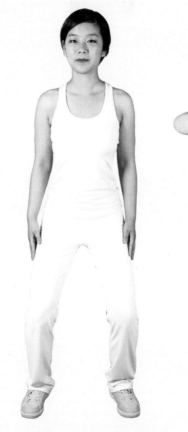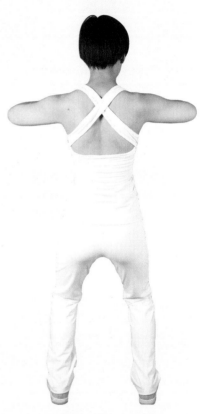

1 两脚平行分开，与肩同宽；两膝微曲，稍向内扣；两脚平均着力，如树生根，避免将体重全落在脚跟上。

2 腰脊竖直，舒放挺拔；两髋内收，松肩虚腋；两臂微曲，自然下垂稍外展；头颈正直平视，颈项放松，呼吸自然。

小 贴 士

练功时，要保持心神宁静，自然呼吸，身心放松。

功效 站桩能使中枢神经休息，加强血液循环，促进新陈代谢，提高人体免疫力。

叩首，也叫磕头。养生练的叩首不同于中国古代大臣行君臣大礼时的叩首。小周天叩首法是用头叩手背。"每日常叩首，活到九十九"，这句老话不仅告诉人们虔诚孝顺可以长寿，也道出了坚持叩首锻炼能够强身的道理。

操作方法 ● ● ●

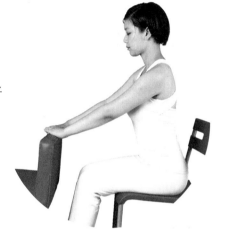

1 把两手放在椅子靠背上。

2 用头撞击你的两手背。

扫一扫，看视频

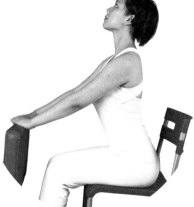

3 每一次叩首时要配合一个头后仰的动作，每叩15次是一小节。

叩首

疏通躯干部气血

功效 叩首动作可以放松肢体，促进背部血液循环，舒展肩颈部的紧张感，长期坚持还能够预防心脑血管疾病。

小 贴 士

撞击手背的幅度和力度因人而异，但一定要做到由轻而重。需要注意的是，高血压患者不要做这个动作。

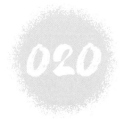

五禽戏
名医华佗留下来的强身游戏

五禽戏是一种中国传统的养生方法，是由模仿五种动物的动作组成的一套强身健体操，据说是汉代名医华佗创造发明的。五禽戏又被后世称为"五禽操""五禽气功"等。经常练五禽戏，可以调养身心。

虎戏

强筋健骨，旺盛精力

虎为百兽之王，骨骼强劲，脊背坚实，四肢有力，动作刚健迅猛。模仿虎的行走扑跃，可以内练骨骼、外练四肢。

操作方法 ●●●

1 俯身，两手按地，用力使身躯前耸并配合吸气；然后身躯后缩并呼气。如此做3次。

2 两手先左后右向前挪移，同时两脚向后退移，以极力拉伸腰身。

小贴士

虎戏因动作较猛，老年人不宜练习。

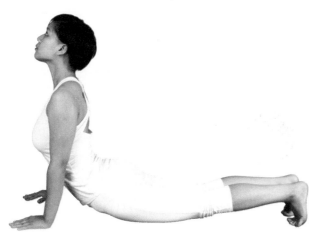

3 昂头，再低头向前平视。

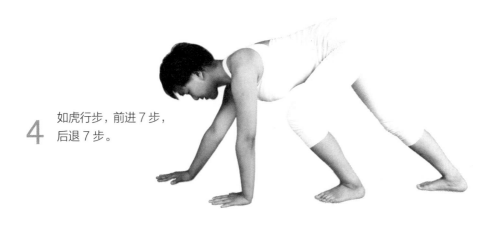

4 如虎行步，前进 7 步，
后退 7 步。

 功效　虎戏具有练形与练气的双重功效，能在外练筋骨的同时增强人体内气，对人体精气神筋骨髓都有很好的锻练作用。练虎戏还可以扩张肺气、健腰补肾、调节中枢神经系统，对防治神经衰弱、慢性支气管炎等效果显著。

鹿戏

益肾固腰，增强体力

鹿的形体矫健、肌腱发达、关节灵活，长于奔跑跳跃。模仿鹿的动作有利于增强肾功能，提升肢体关节灵活性。

操作方法 ● ● ●

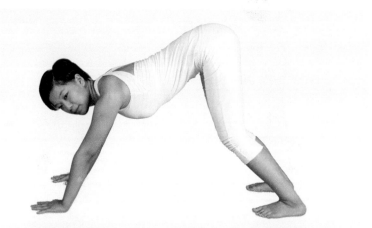

1 俯身，两手按地，吸气，头颈向左转，双目向左侧后视；呼气，头颈回转，当转至面朝地时再吸气，接着向右转。如此左转3次，右转2次。

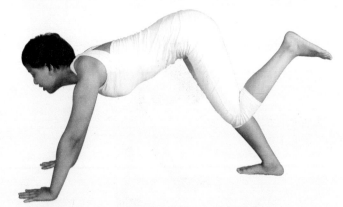

2 抬左腿向后挺伸，稍停后放下左腿，抬右腿如法挺伸。如此，左腿后伸3次，右腿2次。

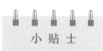

小贴士

练鹿戏过程中，可以想象鹿的轻盈与敏捷姿态，更有助于提高练习效果。

功效 鹿戏主要是针对肾脏的保健设计的，它的每个动作都是围绕腰部来做运动。在练习过程中，自然会使我们腰部的脂肪大量消耗，并重新分配，有益于缩减腰围，苗条身材。

熊形似笨拙，实则沉静，肌肉坚实，四肢发达。模仿熊的动作，晃动身躯、摇摆四肢，可寓沉静于舒缓之中。

操作方法 ● ●

熊戏

增进消化，促进睡眠

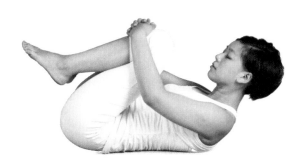

1 仰卧，两手抱膝，两脚离地；头颈用力向上，使肩背离地。

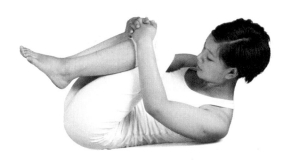

2 略停，先以左肩侧滚，当左肩一触及地面立即以头颈用力向上，肩离地；略停后再以右肩侧滚落，复起。如此左右交替各 7 次。

功效 练熊戏有健脾胃、助消化、化食滞、活关节等功效，可有效调理滞食、消化不良、食欲不振等症状。

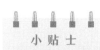
小 贴 士

练熊戏时要在沉稳中寓以轻灵，将其剽悍之性表现出来。

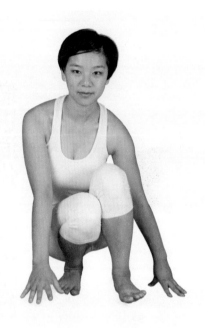

3 起身，两脚着地成蹲式，两手分按两侧脚旁。

4 接着如熊般行走，抬左脚和右手掌离地；当左脚、右手掌回落后即抬起右脚和左手掌。如此左右交替，片刻而止。

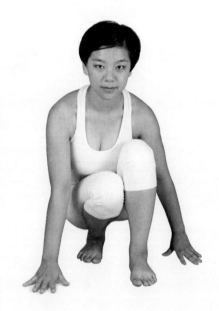

猿活泼灵活，善于模仿，攀援枝藤，敏捷机灵，可腾挪闪避。模仿猿的各种体态动作，能愉悦心神、流通血脉。

操作方法 ● ●

猿戏

增强心功能

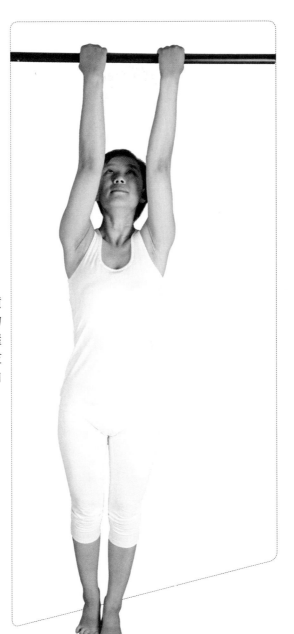

选择一牢固横竿，如猿猴攀物一样以双手抓握横竿，使两下肢悬空，做引体向上7次。

功效

练猿戏,能悦心神、畅心志、流通血脉,可以增强心脏功能,缓解气短、气喘等症状。

小贴士

练猿戏时,要注意调理呼吸。身体上提时吸气缩胸,全身团紧;下落时放松呼气,舒展胸廓。

鹤形飘逸潇洒，飞则直冲云天，落则飘然而至，颈长灵活。鹤的呼吸功能很发达。练鹤戏，主要为模仿飞翔式。

操作方法 ● ● ●

鹤戏

强心健脾，调和呼吸

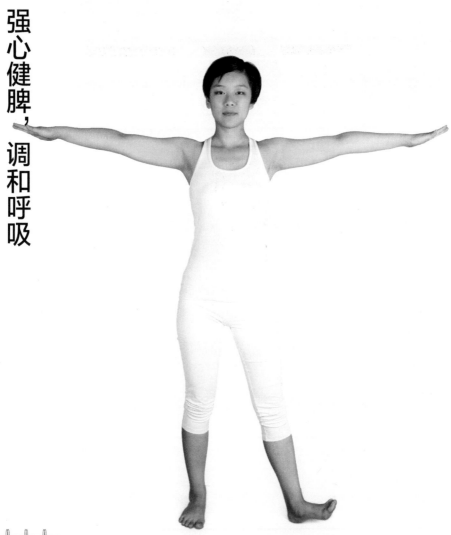

1 自然站立。吸气时跷起左腿，两臂侧平举，扬起眉毛，鼓足气力，做鸟展翅欲飞之状。

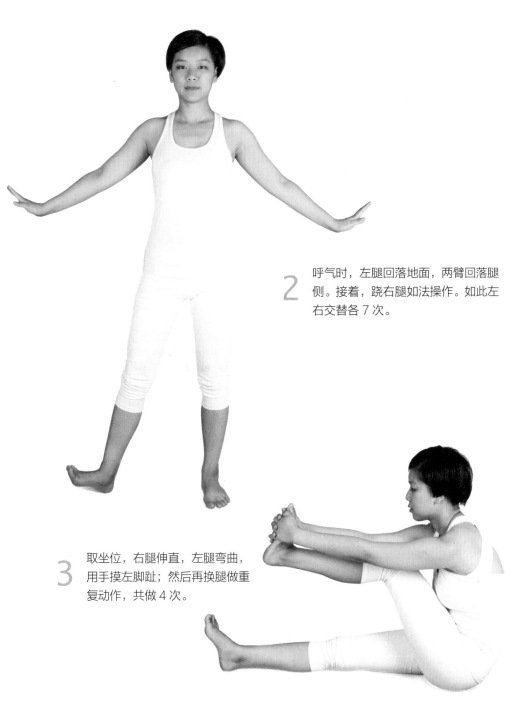

2 呼气时，左腿回落地面，两臂回落腿侧。接着，跷右腿如法操作。如此左右交替各 7 次。

3 取坐位，右腿伸直，左腿弯曲，用手摸左脚趾；然后再换腿做重复动作，共做 4 次。

功效 鹤戏以胸式呼吸为主，可以增强肺的呼吸功能。鹤戏动作轻翔舒展，不仅可调节气血、疏通经络、祛风散寒、活动筋骨关节、预防关节炎的发生，还可增强机体免疫力。

拍打功
拍打气畅，气长命长

拍打功是我国传统的保健功法。民间有谚语说得好："拍打气畅，气长命长"，这说明通过拍打，能够让身体的气血运行更加顺畅。

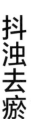 回春功 抖浊去瘀

因为练此功有强健筋骨、抗衰老、益寿延年的功效，所以叫"回春功"。

操作方法 ●●●

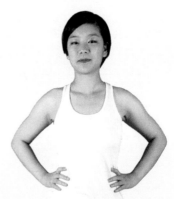

全身放松，以腰为中心发力带动身体，整体从上到下抖动。

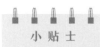

小 贴 士

抖动时要全身放松，抖动方式要有规律，由慢而快、由快而慢。这样才能达到养生效果。

 功效

回春功有活血化瘀的功效，经常练习会使全身气血充盈，可强健筋骨。

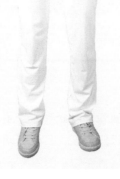

中医认为，肾为先天之本。练此功可以呵护肾脏，保养先天。

操作方法 ●●●

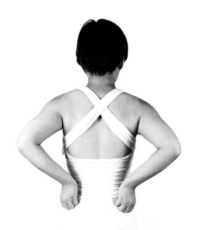

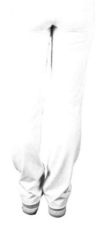

双手握空拳，以拳背轻
捶双腰部。双手左右移
动，交互捶击命门。

先

天

功

呵护腰肾命门

功效

先天功有补肾壮阳的功效，可以调理肾虚引起的腰
背疼痛、遗精、阳痿等症。

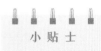
小 贴 士

捶击力度要由轻
到重。

022 八段锦
为您的体质锦上添花

八段锦是一套独立而完整的健身功法,起源于北宋。古人把这套动作比喻为"锦",意为五颜六色、美而华贵,体现其动作舒展优美。此功法分为八段,每段一个动作,故名为"八段锦",练习无需器械,无需场地,简单易学,作用显著。

第一段 双手托天理三焦

三焦,是指人体上、中、下三焦,属于六腑之一,位于胸腹之间,其中胸膈以上为上焦,胸膈与脐之间为中焦,脐以下为下焦。人体三焦主司疏布元气和运行水液。

操作方法 ● ● ●

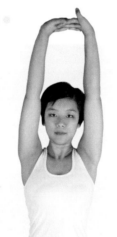

两手交叉上托,拔伸腰背,提拉胸腹。

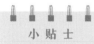
小 贴 士

调理三焦,能起到防治各内脏有关疾病的作用,尤其是对肠胃虚弱的人很有效果。

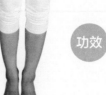
功效

促使全身上下气机流通、水液布散,使周身都得到元气和津液的滋养。

该动作通过"左右开弓"的姿势达到肝肺二脏相互协调、气机条畅的生理作用。

操作方法 ● ●

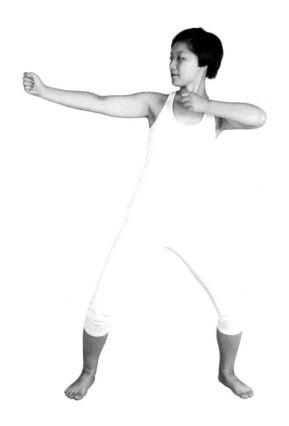

两脚分开略宽于肩，缓缓下蹲。左右手如同拉弓射箭式，做展肩扩胸动作，姿势要优美。

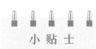
小 贴 士

这招尤其适合长期伏案、压力较大的白领，练习它能够增加肺活量，使精力充沛。

功效

该动作可以抒发胸气、消除胸闷、疏肝理气，调理胁痛；同时消除肩背部的酸痛不适。

第三段 调理脾胃臂单举

脾胃，是人体的后天之本，气血生化的源泉。中医认为，脾主升发清气，胃主消降浊气。这一招可以调理脾胃功能。

操作方法 ● ● ●

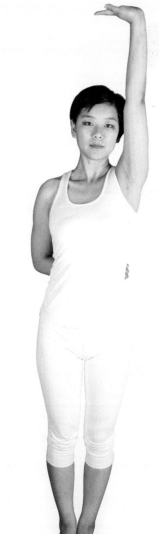

1 两腿直立，两个手掌做抱球状，捧在腹前。

2 左手抬起来，往上撑，右手贴于腰背部。左手往上举时，一定要掌根往上撑，中指指尖往下回勾；左肩往上举，要尽力向外、向后展。然后，左手和右手交换重复这个动作。

小贴士

在做该动作时，要做到意气相随，用意要轻微，上举托天，达到天人合一的境界。

功效 该动作可以牵拉腹腔，对脾、胃、肝、胆有很好的按摩作用，并辅助它们调节气机，有助于消化吸收，增强营养。

五劳，是心、肝、脾、肺、肾五脏的劳损；七伤，是喜、怒、忧、思、悲、恐、惊的七情伤害。

操作方法 ● ● ●

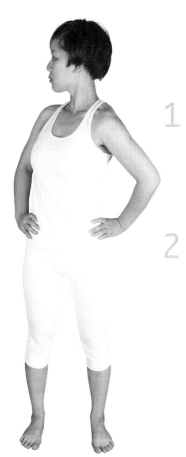

1　两脚平行开立，与肩同宽。两臂自然下垂或叉腰。头颈带动脊柱缓缓向左拧转，眼看后方，同时配合吸气。

2　头颈带动脊柱缓缓向右转，恢复前平视。同时配合呼气，全身放松。

小 贴 士

练习时要精神愉快，面带笑容，愉悦的心情更能起到对五劳七伤的防治作用。

功效　该动作可以调整大脑与脏腑联络的交通要道——颈椎；同时挺胸，刺激胸腺，从而改善大脑对脏腑的调节能力，并增强免疫和体质，促进自身的良性调整，消除亚健康。

心火重者，思虑过度，内火旺盛，这就需要降心火。心火下降，就会得肾水，从而实现心肾相交。

第五段 摇头摆尾去心火

操作方法 ● ● ●

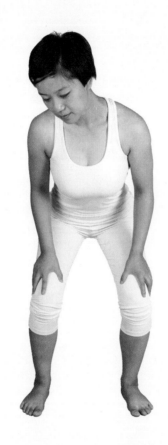

1 两足分开，与肩等宽，屈膝半蹲成骑马状的姿势。

2 两手张开，虎口向内，扶住大腿前部。头部及上体前俯，做圆环形转摇，看上去像做头部钻圈的动作。

3 转动几圈后再反方向转腰，转腰的同时，要适当摆动臀部，使整个躯干做蛇形的左右摆动，左右各重复做 15 ～ 30 次。

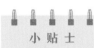
小贴士

动作做完后，宜缓缓收功，散步 1 ～ 3 分钟，再活动四肢、按摩头面，使身体尽可能放松。

功效

这个动作强调放松，放松是由内到外、由浅到深的锻炼过程，使形体、呼吸、意念轻松舒适无紧张感，这样能使头脑保持清醒，可以缓解心火上炎引起的烦躁。

这一式前屈后伸，双手按摩腰背下肢后方，使人体的督脉和足太阳膀胱经得到拉伸牵扯。

操作方法 ● ● ●

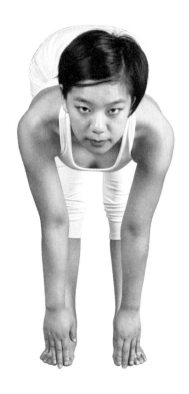

第六段 两手攀足固肾腰

1 自然站立。两手伸直上举至头顶。

2 两手交互向上拉伸2次；身体向上升，微向后仰。

3 弯腰，两手尽量伸至脚尖，然后抬头、眼睛向上看。

4 头低下，慢慢起身，双掌顺着双腿两侧慢慢轻抚上移，托住后腰，身体向后仰。

5 身体回正，两手放下。

 功效　该动作对生殖系统、泌尿系统以及腰背部的肌肉都有调理作用。

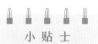
小贴士

做这个动作，要求腿不能弯。

中医认为，肝主筋，开窍于目。这一个动作马步冲拳，怒目瞪眼，均会刺激肝经系统，使肝血充盈，肝气疏泄，强健筋骨。

操作方法 ● ● ●

第七段

攒拳怒目增气力

功效

久练攒拳，则气力倍增；怒目能够疏泄肝气、调和气血，使肝的生理功能发挥正常。

小贴士

蹲马步时，马步的高低可根据自己腿部的力量灵活掌握。

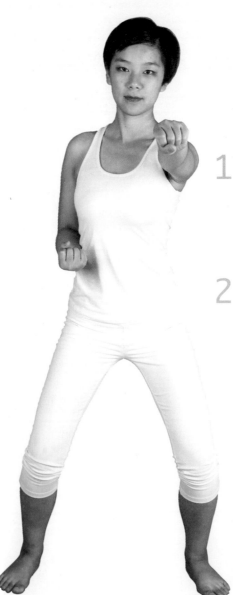

1 两足分开略比肩宽，下蹲成骑马式，双手握拳置腰间，拳心向上，双手握紧，转拳怒目而视时吸气出右拳，复原时呼气。

2 双手握拳置腰间，拳心向上，双手握紧，转拳怒目而视时吸气换左手出拳，复原时呼气。此动作可重复做8遍。

背后七颠是八段锦全套动作的结束。连续上下抖动使肌肉、内脏、脊柱松动，再做足跟轻微着地震动，使上述器官、系统整合复位，起到整理运动的作用。

第八段

背后七颠百病消

操作方法 ●●●

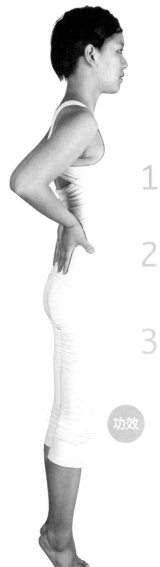

1 双手于体后缓缓提起，掌心置于腰部肾俞穴。

2 脚跟随之提起，全身放松并轻轻抖动，此时脚跟着地。

3 在第 7 次抖动时，全身放松，重心下落，脚跟轻微着地，双手下落。

功效 背后七颠对脚跟是一种按摩和刺激。脚跟部位是生殖反射区，颠足产生的抻拉和震动可保健相应脏器。另外，这种震动对脊柱小关节也是一种整合，对脊髓产生震荡，因而被古人称为"震髓法"，可以激荡气血，调整神经系统。

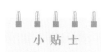

小贴士

足跟震动时，要轻微地由慢到快震动，以足跟部位温热为度，可活跃周身气血。

孙思邈为唐朝著名医药学家，人称"药王"。他在《备急千金要方》中提到长寿要诀。正是这种养生术，使得他年过百岁而视听不衰。

『药王』的养生招，抗衰老有奇效

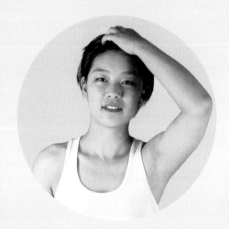

发常梳

预防白发、脱发

手掌互搓至掌心发热，然后以手指为梳由前额开始，经后脑一直梳到颈部。早晚各做 10 次。

目常运

保护眼睛，矫正近视

先闭上眼然后用力睁开，眼珠打圈，望向左、上、右、下四方。重复 3 次。

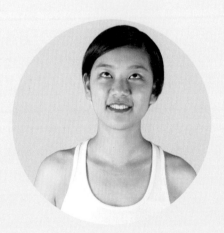

齿常叩
加强肠胃吸收

上下排牙齿相互轻叩，不必太用力，但牙齿互叩时须发出声响，做 36 下。

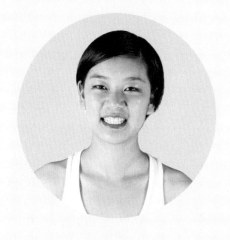

腰常摆
强化肠胃，固肾气

身体和双手有韵律地摆动，当身体扭向左时，右手在前，左手在后，在前的右手轻轻拍打小腹，做 50 ~ 100 下。

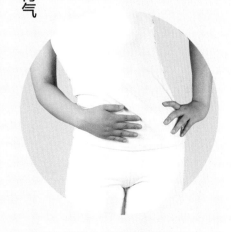

膝常扭
强化膝关节

双脚并拢，膝部靠在一起微微下蹲，双手按膝，向左右扭动，各做 20 下。

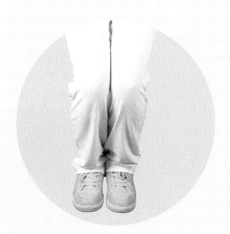

脚常搓
治失眠，降血压

右手擦左脚，左手擦右脚。由脚跟向前至脚趾，再向后擦回脚跟为一下，共做 36 下；两手拇指轮流擦脚心涌泉穴，共做 100 下。

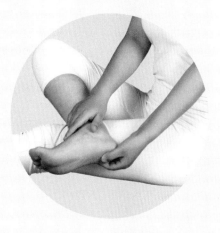

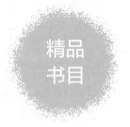

精品
书目

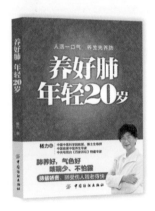

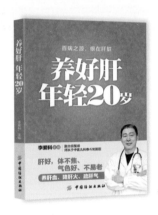

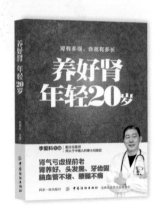

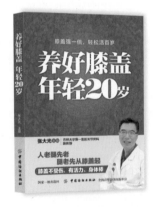

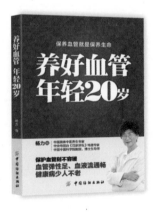

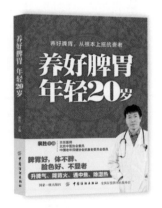